Prof. Dr. med. Ingo Fietze

Schlafapnoe

Symptome erkennen, die Schlafstörung behandeln und zu einem erholsamen Schlaf finden

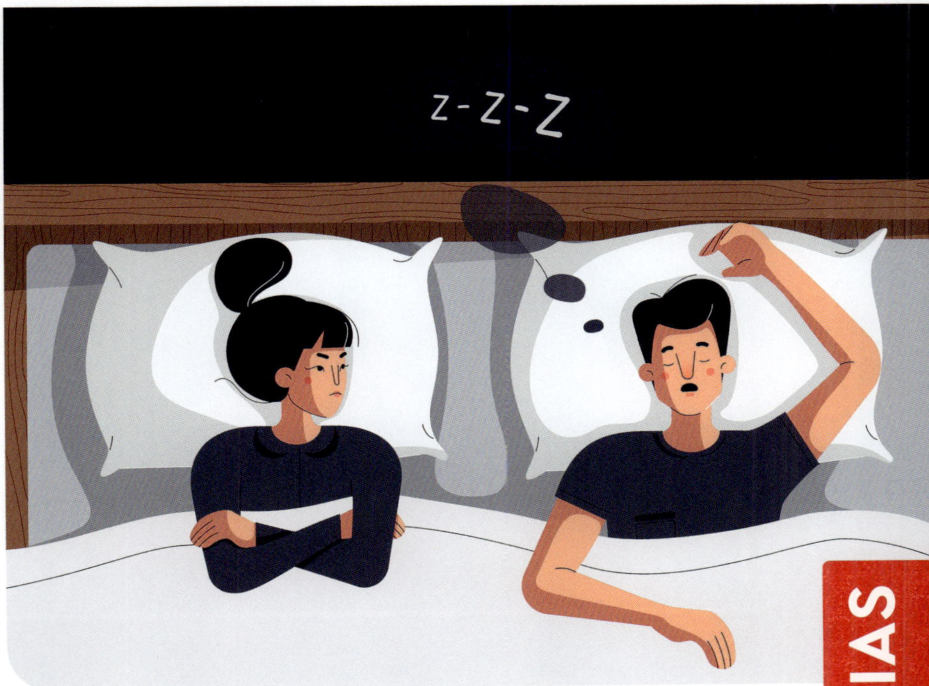

TRIAS

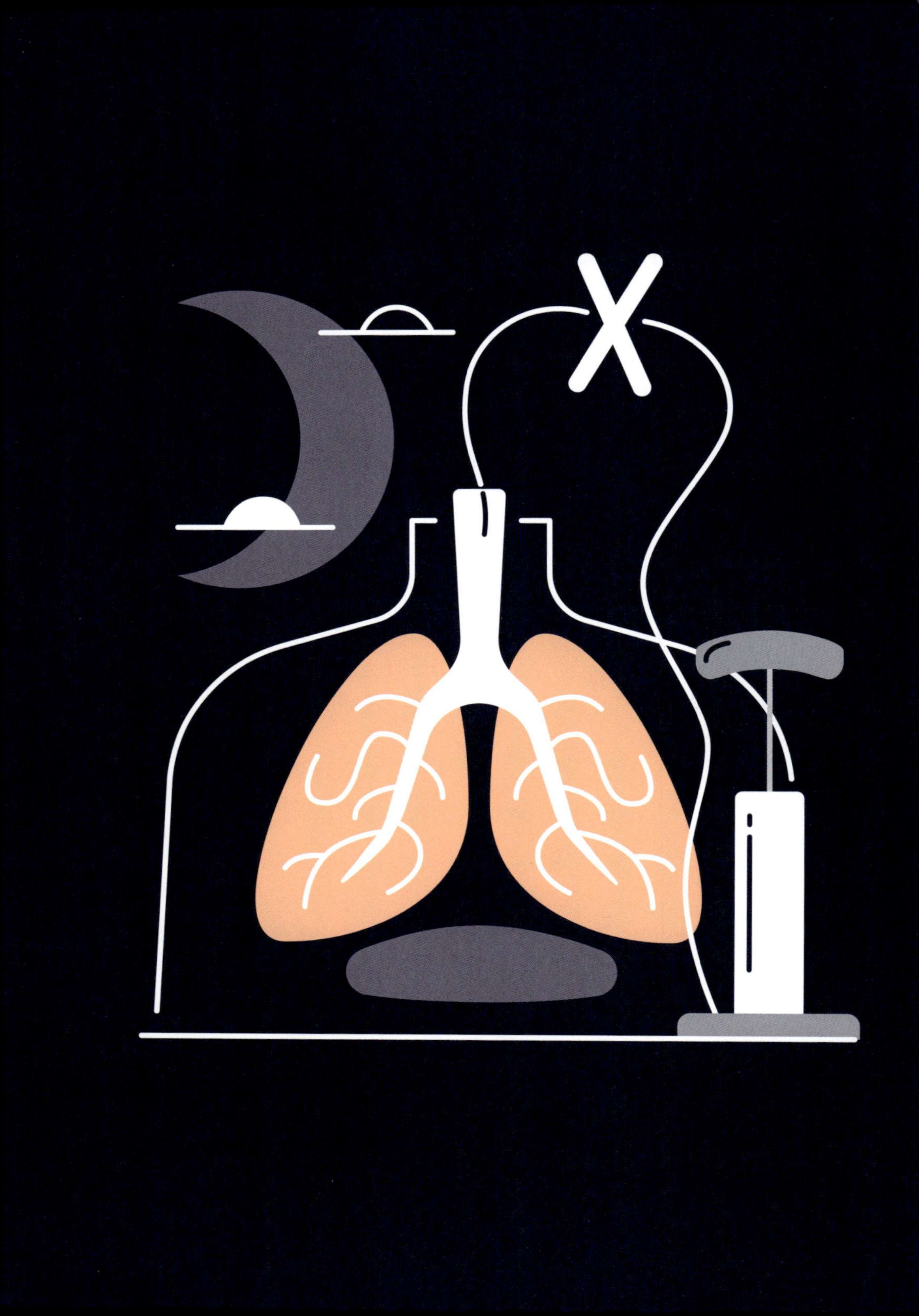

Liebe Leserin, lieber Leser,

seit nunmehr 33 Jahren bin ich der Schlafmedizin und Schlafforschung im wahrsten Sinne des Wortes verfallen. In meiner gesamten beruflichen und wissenschaftlichen Laufbahn bin ich nicht vom Weg abgekommen und der Schlafmedizin treu geblieben. Diese Disziplin hat sich zwar entwickelt, aber sie hat es weiterhin schwer, sich in der Medizinlandschaft zu behaupten, wo es auch und vor allem um Ressourcen und Geld geht. Die Schere zwischen dem Bedarf an schlafmedizinischer Versorgung und dem, was an Ressourcen und Expertise vorhanden ist, öffnet sich immer weiter. Die obstruktive Schlafapnoe, der dieses Buch gewidmet ist, steht hier beispielhaft auch für die anderen schlafmedizinischen Erkrankungen. Obwohl es heute über 250 Schlaflabore gibt, sind weiterhin nur zirka 15 bis 20 Prozent der potenziell an einer Schlafapnoe Betroffenen erkannt und werden behandelt. Das liegt daran, dass 1. die Bevölkerung noch zu wenig über die Schlafapnoe aufgeklärt ist, 2. in der klinischen Praxis nach einer Schlafapnoe nicht gefragt wird und 3. sich zu wenig Ärztinnen und Ärzte diesem Krankheitsbild widmen. Dabei ist die Schlafapnoe gut zu diagnostizieren und zu behandeln.

Es gibt eigentlich keinen Grund, sich schnarchend, müde und mit einem erhöhten Gesundheitsrisiko durchs Leben zu quälen. Ein Ausweg aus dieser Misere ist eine bessere Aufklärung der Bevölkerung. Genau dies war auch der Anreiz für mich, dieses Buch für Sie zu schreiben. Und es ist auch eine Art Vermächtnis meiner Tätigkeit auf dem Gebiet der Schlafapnoe, die 1990 in Marburg begonnen hat und seit Ende 1990 in Berlin fortgeführt wird. Prof. Dr. Hermann Peter, der damalige Leiter des Schlafzentrums der Philipps-Universität in Marburg, hat mich auf diesen Weg gebracht, und ihm möchte ich dieses Buch widmen.

Sie erfahren in diesem Buch, was eine Schlafapnoe ist, welche Beschwerden sie macht, welches Risiko sie mit sich bringt, wie man sie diagnostiziert und therapiert. Das Buch kann zur Prävention anregen, soll aber vor allem einen Impuls geben, sich als potenziell Betroffene bzw. Betroffener um diese mögliche Erkrankung zu kümmern und einen ersten diagnostischen Schritt zu gehen. In Zeiten der im Überfluss angebotenen Gesundheits-Apps und Wearables können Sie bereits ohne ärztlichen Beistand das Schnarchen und Sauerstoffschwankungen und die Atmung selbst messen/checken.

Entscheidend ist jedoch der nächste Schritt: der Gang zum Schlafmediziner. Davor müssen Sie keine Scheu haben, denn die Schlafmedizin versucht heute, Sie nur mit dem notwendigsten Aufwand schnell, aber qualitativ hochwertig zu untersuchen und zu behandeln. So müssen heute nicht mehr alle Betroffenen in ein Schlaflabor. Und es gibt weitere gute Nachrichten: Nicht alle Schlafapnoe-Patienten bekommen eine Maske auf die Nase. Es gibt auch gute alternative Therapien.

Wenn Sie schnarchen, tagsüber müde oder gar schläfrig sind, einen vor allem nächtlichen Bluthochdruck haben und nachts oft aufschrecken, dann sind Sie nach der Lektüre dieses Buches ausreichend aufgeklärt und informiert, so dass Sie ohne Bedenken eine schlafmedizinische Praxis aufsuchen und mit den dortigen Spezialistinnen und Spezialisten zusammen einen Behandlungsplan entwickeln können.

Dabei wünsche ich Ihnen viel Erfolg.

Ihr

Ingo Fietze

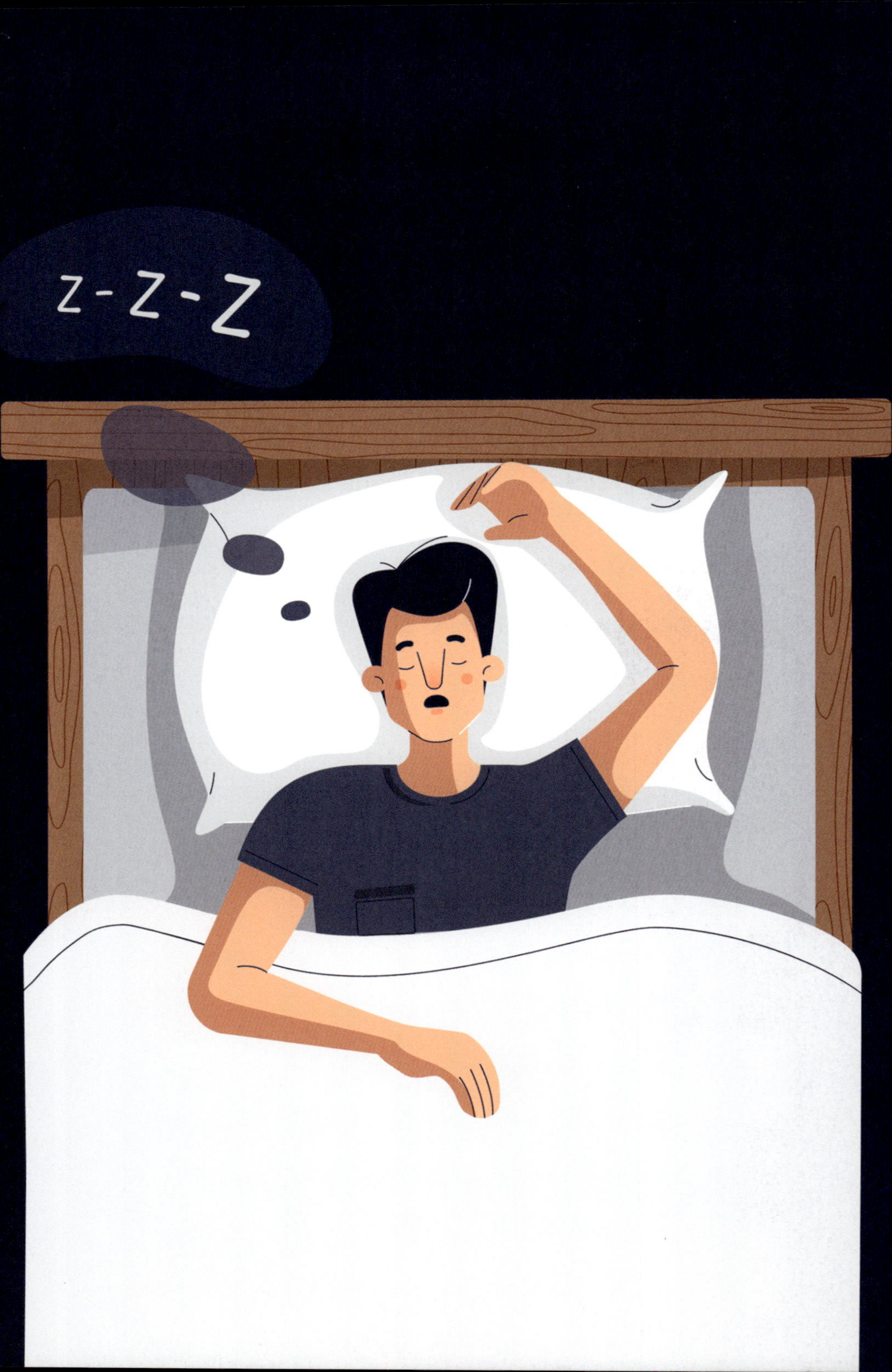
z-Z-Z

Schlafapnoe – was, wer, warum?

Was ist Schlafapnoe genau, wer sind die Betroffenen und welche Risiken und Symptome verursacht sie?

Der gesunde Schlaf

Die Schlafapnoe gehört zu den häufigen Schlafstörungen. Sehen wir uns aber, bevor wir uns ihr widmen, zunächst einmal an, was im Gegensatz dazu gesunder Schlaf bedeutet.

Definiert wird der gesunde Schlaf anhand der Schlaflänge, der Schlafqualität, durch das Nichtvorhandensein einer Form der Schlafstörung und durch den am Morgen subjektiv beurteilten erholsamen Schlaf und den folgenden fitten Tag. Der gesunde Schläfer sollte zirka 7,5 bis 8,5 Stunden schlafen und die Bettzeit sollte zwischen 22 und 7 Uhr liegen. In dieser Zeit erreicht man die beste Schlafqualität, da hier der zirkadiane Rhythmus und der homöostatische Schlafdruck gemeinsam den Schlaf fördern.

Der zirkadiane Rhythmus ist ein biologischer Taktgeber, der unsere körperlichen, geistigen und Verhaltensabläufe in einem ca. 24 Stunden langen Takt dirigiert.
Er ist wie eine innere Uhr, die unseren Schlaf-Wach-Zyklus, die Körpertemperatur, den Hormonspiegel und andere wichtige Funktionen regelt. Der homöostatische Schlafdruck beschreibt das natürliche Verlangen unseres Körpers nach Schlaf zu einer bestimmten Zeit. Während wir wach sind, baut sich im Gehirn eine Art »Schlafdruck« auf, der sich im Laufe des Tages kontinuierlich erhöht.

Das zirkadiane System sorgt dafür, dass verschiedene Körperfunktionen in den Abendstunden in den Schlafmodus schalten. Messbar ist das zum einen anhand der Körperkerntemperatur, die abends abfällt und in der zweiten Nachthälfte wieder ansteigt, anhand von Melatonin, welches abends ansteigt und im Verlauf der Nacht wieder abfällt, und anhand des Stresshormons Cortisol, dessen Konzentration abends abfällt und ab 5 Uhr

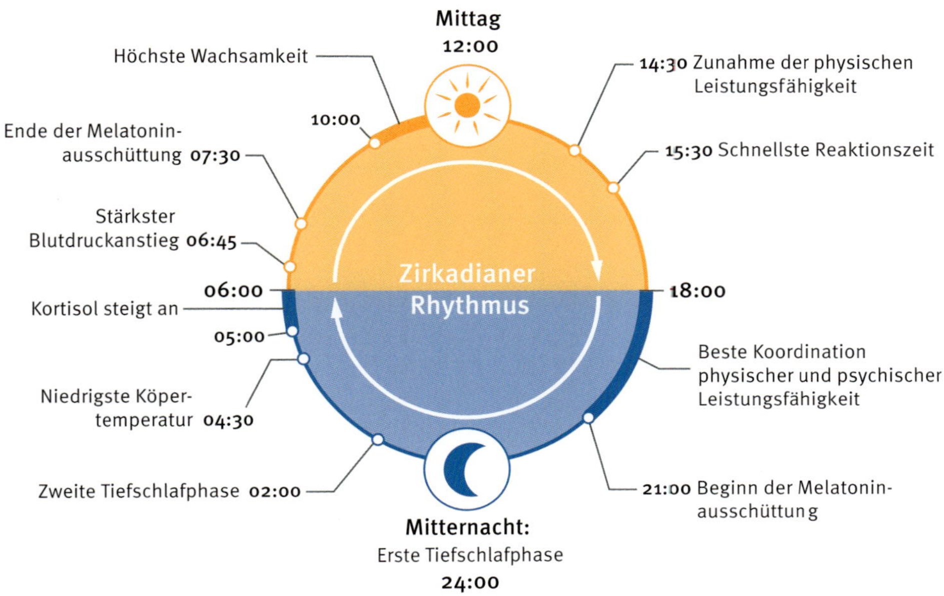

Der zirkadiane Rhythmus gibt Körper und Geist den 24-Stunden-Takt vor.

bei der Mehrzahl der Menschen wieder ansteigt.

Der homöostatische Schlafdruck wird bestimmt vom abendlichen Anstieg der Schlafhormone und einem damit einhergehenden Abfall der Wachhormone. Als Beispiel für ein Schlafhormon sei wieder Melatonin genannt, dessen Konzentration im Körper zwischen 21 und 24 Uhr ansteigt und in der zweiten Nachthälfte wieder sinkt. Ein anderes Beispiel für die Schlafhomöostase ist die Konzentration des Neurotransmitters Glutamat, chemisch gesehen eine Säure. Je länger man wach bleibt, desto höher steigt die Konzentration von Glutamat im Zentralnervensystem. Dieser Wirkstoff gibt letztendlich auch an, wie lange man wach war. Somit ist er ein guter Biomarker für das Wachsein, der aber praktikabel (noch) nicht messbar ist. Im Schlaf wird Glutamat dann abgebaut.

Geht man später oder früher ins Bett als optimal, dann kann man gegebenenfalls immer noch gut schlafen, aber die Qualität wird leiden. Legt sich der Schichtarbeiter morgens nach der Nachtschicht hin, mit erhöhter Körpertemperatur, niedrigem Melatonin, erhöhtem Glutamat und hohem Cortisol, dann wird er wegen des hohen Schlafdrucks einschlafen, aber keine qualitativ guten 7 bis 8 Stunden schlafen können.

Kurz gesagt: Die Kombination aus nächtlicher Schlafenszeit und guter Schlafqualität und -länge macht den oben definierten gesunden Schlaf aus. Legt man sich schlafen, dann schläft man in der Regel innerhalb von maximal 30 Minuten ein. Einer kurzen Übergangsphase, dem Schlafstadium 1, auch oberflächlicher Schlaf genannt, in dem man durch Licht noch erweckbar ist, folgt der mitteltiefe Schlaf und danach der erste Tiefschlaf. Im mitteltiefen Schlaf ist man durch Licht nicht mehr weckbar, wohl aber durch ungewohnte bzw. störende Geräusche. Der erste Tiefschlaf hat normalerweise auch die längste Dauer, im Verlauf der Nacht nimmt die Länge der Tiefschlafphasen ab und die der Traumschlafphasen zu. Dem Tiefschlaf, der seinem Namen alle Ehre macht, weil man in diesem Zustand kaum erweckbar ist und quasi aus dem Bett (im Kindesalter) weggetragen werden kann, folgt der erste kurze Traumschlaf. Im Traumschlaf ist die Weckschwelle schon wieder niedriger und man wird leichter wach durch alle möglichen Störungen. Dieser Schlafzyklus wiederholt sich im Lauf der Nacht vier bis fünfmal.

Die Zykluslänge Oberflächlich-Mitteltief-Tief-Traum beträgt jeweils ca. 90 bis 100 Minuten und wird auch ultradianer Rhythmus genannt. Zirka 10 Prozent der Nacht verbringt man im oberflächlichen Schlaf, 50 Prozent im mitteltiefen, 15 Prozent im Tief- und 25 Prozent im Traumschlaf. Im Schlaf nimmt messbar die Atemfrequenz ab und Puls und Blutdruck sinken (Dipping), ausgenommen im Traumschlaf, in dieser Phase steigen diese Werte wieder an.[1]

Bewegungen im Schlaf, wie Körperdrehungen (5 bis 25 pro Nacht) oder auch mal das Aufstehen, um Wasser zu lassen,

Lerchen und Eulen

Die meisten Schläfer sind Normaltypen, es gibt auch die Lerchen, bei denen der Biorhythmus nach vorn (Schlafzeit z. B. 21–5 Uhr), und die Eulen, bei denen er nach hinten verschoben ist (Schlafzeit z. B. 0.00 – 8 Uhr). Das Nachtschlaffenster wird übrigens im Alter immer wichtiger. Nur nachts reinigt sich das Gehirn und mit der notwendigen Menge an nicht unterbrochenem Traumschlaf in der zweiten Nachthälfte kann man das Mortalitätsrisiko senken und dem emotionellen Zustand und dem Gedächtnis etwas Gutes tun.

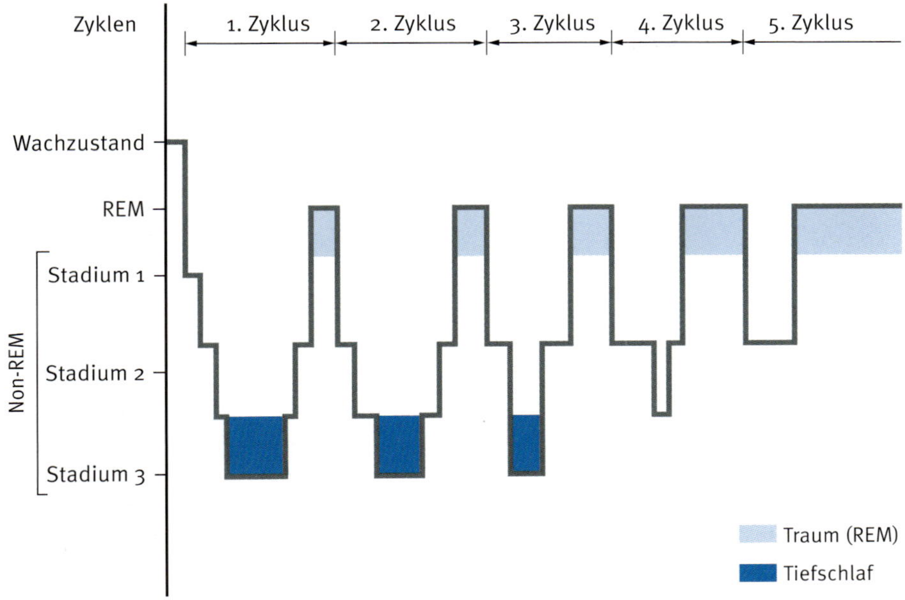

Die vier Schlafphasen wiederholen sich nachts vier- bis fünfmal.

sind normal, wenn man danach immer gleich wieder einschlafen kann. Die bevorzugte Schlaflage der meisten Menschen ist die Seitenlage, gefolgt von der Rücken- und dann der Bauchlage.

Geschlafen werden sollte ohne Licht und lärmgeschützt bei einer Raumtemperatur zwischen 17 und 22 Grad und mit einem bequemen Schlafkomfort. Mit Schlafkomfort ist ein Bettsystem gemeint, welches den Schlaf durch Unbequemlichkeit, Härte, mangelnde Größe etc. nicht stört. Steht man morgens erholt auf, dann ist man nach 8 Stunden Schlaf für 16 Stunden wach und nicht schläfrig. Das Gefühl der Müdigkeit nach einer nur kurzen Nacht kann sich tagsüber alle 3 bis 4 Stunden ergeben, da in diesem Rhythmus die Wachheit automatisch kurz nachlässt. Wenn man um 6 Uhr aufsteht, ist das erste Müdigkeitsfenster zwischen 9 und 10, das zweite zwischen 12 und 14 und das dritte zwischen 16 und 18 Uhr. Müdigkeit nach dem Mittagessen kann also noch normal sein. Unfreiwilliges Einschlafen, also Tagesschläfrigkeit, ist es nicht und ein Alarmsignal für einen zu kurzen und/oder qualitativ schlechten Schlaf.

Der gestörte Schlaf

Viele Menschen leiden unter Schlafstörungen. Welche Störungsbilder es gibt und wie sie sich äußern, erfahren Sie hier.

Der Schlaf kann gestört sein, wenn man morgens nicht erholt aufwacht, nachts zu oft wach wird, die Schlafdauer zu kurz oder die Schlafqualität zu schlecht ist und wenn äußere oder innere Faktoren den Schlaf stören.

Zu den äußeren Faktoren gehören Temperatur, Lärm, Licht, Luftfeuchte und Schlafkomfort. Beispiele dafür sind der Flughafen in nächster Nachbarschaft, der schnarchende Partner oder die Hitzemonate im Sommer.

Innere Faktoren sind Symptome bzw. Erkrankungen wie Tinnitus, Juckreiz, Schmerzen, z. B. Kopfschmerzen, Muskelschmerzen etc., Herzrhythmusstörungen, psychische Störungen oder eine Hyperthyreose (Schilddrüsenüberfunktion).

Zusätzlich können diverse Medikamente oder der Gebrauch von Alkohol, Koffein oder Drogen (inklusive Cannabis) den Schlaf negativ beeinflussen.

Die sechs häufigsten Schlafstörungen

Neben dem selbst verursachten Schlafdefizit sind Schlafstörungen die häufigste Ursache für einen nichterholsamen Schlaf.

Die internationale Klassifikation für Schlafstörungen (International Classification of Sleep Disorders – ICSD-3) führt 88 verschiedene Schlafstörungen auf. Die neue internationale Klassifikation aller Erkrankungen (ICD-11)[2] wird in einem eigenen Kapitel (Kapitel 7) 74 Schlafstörungen auflisten.

Die wesentlichen Gruppen der Schlaf-Wach-Störungen sind:

- Insomnische Störungen
- Hypersomnien
- Schlafbezogene Atmungsstörungen
- Schlaf-Wach-Rhythmusstörungen
- Schlafbezogene Bewegungsstörungen
- Parasomnien

Zur Insomnie gehören die Ein- und/oder Durchschlafstörung und das frühmorgendliche Erwachen.

Zu den Hypersomnien zählen im Wesentlichen die Narkolepsie, bei der die Betroffenen unter unerwarteten »Schlafattacken« leiden, mit und ohne Kataplexie (plötzliche Muskelschwäche oder -lähmung), und die idiopathische Hypersomnie (übermäßige Tagesschläfrigkeit).

Zu den Schlafbezogenen Atmungsstörungen gehören die verschiedenen Formen der Schlafapnoe (obstruktiv, zentral, gemischt), mit denen wir uns in diesem Buch beschäftigen, aber z.B. auch das zentral-alveoläre Hypoventilationssyndrom (Minderbelüftung der Lunge im Schlaf).

Zirkadiane Schlaf-Wach-Rhythmus-Störungen sind das Jetlag-Syndrom, Schichtarbeit und der verschobene Schlaf-Wach-Rhythmus.

Bewegungsstörungen im Schlaf sind das Restless-Legs-Syndrom (Kribbeln, Ziehen, Zucken, Brennen oder Jucken der Beine, verbunden mit dem Drang, die Beine zu bewegen), periodische Beinbewegungen im Schlaf und das Body Rocking (Kopf- oder Körperrollen im Schlaf).

Zur Parasomnie gehören u. a. Alpträume, Schlafwandeln, Pavor nocturnus (nächtliches Schreien) und die Traumschlaf-Verhaltensstörung.

Am häufigsten sind die Schlafbezogenen Atmungsstörungen, gefolgt von der chronischen Insomnie und dem Restless-Legs-Syndrom (RLS). Zirka ein Drittel der Erwachsenen schläft schlecht und mehr als 10 Prozent haben eine chronische behandlungsbedürftige Insomnie. Das Restless-Legs-Syndrom hat eine Häufigkeit von 5 Prozent mit einer Zunahme auf 10 Prozent bei den Älteren.

Eine Schlafstörung kann einzeln auftreten, aber auch Kombinationen sind möglich und nicht selten. Dazu gehören die Kombination von Schlafbezogener Atmungsstörung und Insomnie (COMISA) oder RLS und Insomnie oder Schlafbezogener Atmungsstörung und Hypersomnie.

Die meisten Schlafstörungen gehören zu den chronischen Erkrankungen. Einige Ausnahmen sind:

- die akute Insomnie,
- die schwangerschaftsbedingte Schlafapnoe,
- das Schlafwandeln.

Und es gibt die Schlaferkrankungen, die getriggert werden und nach Beseitigung des Triggers wieder verschwinden, wie zum Beispiel:

- Schnarchen und Schlafapnoe durch vergrößerte Mandeln,
- Insomnie durch Migräne, Schmerzen oder Tinnitus,
- schichtarbeitsbedingte Insomnie, die an freien Tagen und im Urlaub verschwindet,
- medikamentös bedingte Atmungsstörungen oder unruhige Beine.

Was führt Patienten in die Schlafsprechstunde?

Die Schlafapnoe ist eine Form der Schlafbezogenen Atmungsstörungen, die Betroffene insbesondere zu Beginn des Auftretens nicht unmittelbar in die Arztpraxis führt. Erstens, weil sie keine Beschwerden machen muss, und zweitens, weil es weltweit vonseiten der Ärzteschaft kein Screening, keine Routineuntersuchung dafür gibt wie für den Blutdruck oder Blutzucker.

Daher muss es andere Trigger geben, die die Betroffenen in eine schlafmedizinische oder hausärztliche Praxis führen. Als Erstes seien die spezifischen Beschwerden genannt. Dazu gehören an erster Stelle Schnarchen, unfreiwilliges Einschlafen am Tage oder nächtliches Aufschrecken mit Luftnot. An zweiter Stelle stehen die Partnerin oder der Partner, die/der nächtliche Atmungsstörungen bzw. Atmungsaussetzer feststellt.

Vor allem Schnarchen führt Patienten in spezialisierte Praxen. Es schnarchen übrigens deutlich mehr Männer. Nur sehr selten sehe ich, dass sich ein Mann über das Schnarchen seiner Frau aufregt und ihn dieser Umstand aus dem gemeinsamen Schlafzimmer vertreibt. Der Grund für diese geschlechterspezifischen Unterschiede ist (noch) nicht bekannt.

Nächster Motivationsfaktor, sich in einem Schlafzentrum vorzustellen, ist eine peinliche oder gefährliche Situation – das

Fazit

Häufige Gründe für eine Vorstellung mit Verdacht auf Schlafapnoe sind: Schnarchen, von anderen festgestellte Atmungsstillstände, nächtliches Aufschrecken mit Atemnot, Tagesmüdigkeit, unfreiwilliges Einschlafen am Tage, nächtliche Herz-Kreislauf-Beschwerden.

Einschlafen bei einem Konzert oder einer wichtigen Besprechung oder aber am Steurer (der sogenannte Sekundenschlaf) mit der Gefahr eines Unfalls. Und ein letzter Trigger sind Verwandte, Bekannte oder Arbeitskollegen/-innen, die sich bereits selbst in schlafmedizinischer Betreuung befinden, gut diagnostiziert und betreut wurden und ihre Erfahrungen weitergeben.

Da die Schlafapnoe – durch die Humanmedizin-Lehre oder durch Fortbildungen – zunehmend auch in der Ärzteschaft bekannt wird, schicken glücklicherweise zunehmend immer mehr haus- und fachärztliche Praxen potenziell Betroffene in eine Schlafambulanz. Sie wissen um das Risiko einer Schlafapnoe und empfehlen die Vorstellung in der Schlafmedizin bei Patienten mit einem Herz-Kreislauf-Risiko, Diabetes, einer Tumorerkrankung oder Übergewicht. Kardiologen schicken zum Beispiel Patienten mit fehlendem nächtlichem Blutdruckabfall, nächtlichem Vorhofflimmern oder einer Herzschwäche. Neurologen oder Psychiater schicken eher selten Schlafapnoiker, dafür mehr Patientinnen und Patienten mit anderen Schlaferkrankungen wie Bewegungsstörungen im Schlaf oder einer Hypersomnie, der pathologischen Schläfrigkeit.

Da die Angst vor einer demenziellen Erkrankung groß ist und da dieses Risiko auch im Zusammenhang mit einer Schlafapnoe steht, gibt es auch immer mehr Betroffene, die den Zusammenhang zwischen nächtlichem Sauerstoffmangel und Demenz kennen bzw. erahnen und daher selbst aktiv werden. Eher noch selten stellen sich in der Sprechstunde Berufskraftfahrer, Piloten oder Zugführer vor. Dabei sollte gerade bei diesem Personenkreis das Vorhandensein einer Schlafapnoe regelmäßig abgeklärt werden. Leider ist dies aber bisher keine Routine, auch nicht in der Betriebsmedizin und Arbeitsmedizin. Die genannten Berufsgruppen sind besonders gefordert, ein Augenmerk auf den Schlaf und mögliche Störungen zu legen. Da es in der medizinischen Grundversorgung kein Schlafapnoe-Screening gibt und die Erkrankung von Betroffenen auch nicht zwingend zu merkbaren Symptomen führen muss, ist die breite Aufklärung, zum Beispiel mit diesem Buch, ein Weg, diese Erkrankung selbst besser zu erkennen und sich ggf. einer weiterführenden Diagnostik und Therapie zuzuführen.

Wie entstehen eine Schlafapnoe und ihre Formen?

Was ist Schlafapnoe eigentlich genau und wie entsteht sie? Erfahren Sie in diesem Kapitel mehr über die verschiedenen Formen.

Obstruktive Schlafapnoe (OSA)

Die obstruktive Schlafapnoe ist eine Art Nervenerkrankung und beruht auf dem Nachlassen der Aktivität derjenigen Nerven, welche die Muskulatur im Rachen aktivieren. Dies führt zu einer Minderung des Tonus (Spannung) der Rachenmuskulatur. Dieses Erschlaffen der Muskulatur, vor allem der Zungenmuskulatur und der Muskulatur des weichen Gaumens, macht den Rachen eng bis hin zu einem kompletten Verschluss, Apnoe genannt. Zusätzliche Einflussgröße für das Ausmaß der Atmungsstörung ist die Atmungsantwort auf einen Sauerstoffmangel (Hypoxie) bzw. einen Kohlendioxid-Anstieg im Blut (Hyperkapnie).

Die obstruktive Schlafapnoe ist eine chronische Erkrankung. Wenn man einmal anfängt zu schnarchen, ob jung oder alt, ist das ein klarer Hinweis, dass der Rachen die Tendenz hat, im Schlaf zu eng zu werden. Das kann anfangs nach einer Alkoholsause sein, nach einer Gewichtszunahme von vielleicht nur 3 bis 5 Kilogramm oder nach einer Nacht, in der man die ganze Zeit auf dem Rücken liegen musste, weil man einen Gips trägt oder Schmerzen hat, die nach der Rückenlage verlangen.

Nun kann man diese Risikofaktoren vielleicht kontrollieren, sie bleiben aber ein erstes Anzeichen für eine sich in der Folge entwickelnde Schlafapnoe. Ein weiterer Einflussfaktor ist nämlich das Alter, und das lässt sich weder kontrollieren

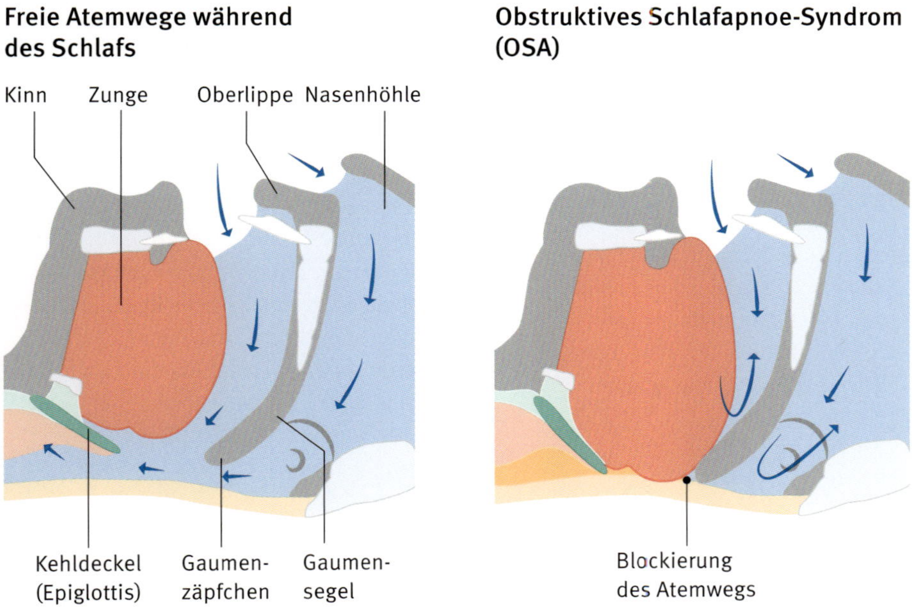

Die Abbildung zeigt die beiden wesentlichen Faktoren, die zur Einengung der Atemwege führen: Zungengrund und Gaumensegel. Nicht dargestellt sind die Rachenseitenwände, die auch zur Engstellung beitragen.

noch aufhalten. Die meisten Betroffenen beginnen laut meiner Erfahrung ihre »Schnarcherkarriere« in ihren Dreißigern, und Ende der Vierziger werden die Atemaussetzer mehr oder auffällig oder sogar schon behandlungsbedürftig.

Wie lange dauern die Atemaussetzer?

Medizinisch spricht man dann von einer Atmungsstörung, wenn sie mindestens 10 Sekunden andauert (von Betroffenen und Partnerinnen wird meist die Dauer überschätzt). Grundsätzlich gilt, je jünger der/die Betroffene, desto kürzer sind die Atemaussetzer; das hat mit dem noch intakten und sensiblen Atmungszentrum zu tun. Die sogenannten Chemorezeptoren reagieren sehr schnell auf den während der anhaltenden oder flacher werdenden Atmung ansteigenden Kohlendioxidgehalt im Blut. Je älter man wird, desto weniger sensibel sind die Chemorezeptoren und desto höher ist daher die Toleranz gegenüber Kohlendioxid im Schlaf. Fazit: Die Atmungsstörungen werden im Alter eher länger. Betroffene,

Eigen- und Fremdwahrnehmung

Es gibt Betroffene, die sagen, dass der/die Partner/-in Atmungsstörungen festgestellt habe, sie selbst aber behaupten, nicht zu schnarchen. Grundsätzlich gilt: Wenn Atmungsstörungen von anderen bemerkt werden, dann sind sie auch vorhanden. Es gilt nur noch zu klären, wie groß das Ausmaß ist.

die eine App oder ein Wearable nutzen, berichten uns mitunter von einer über eine Minute aussetzenden Atmung. Eine Minute ist schon lang, 3 Minuten ist extrem lang und mehr als 4 Minuten misst die längste von mir gesehene Apnoe!

Versuchen Sie mal selbst, die Luft anzuhalten. Ab 30 Sekunden wird es schwierig, 45 Sekunden sind extrem anstrengend, und irgendwann kann man sich gegen den Atemreflex des Körpers nicht mehr wehren. Im Schlaf gibt es diesen Atemanreiz auch, seinetwegen bewegt sich der Brustkorb während der Atmungsaussetzer im Schlaf. Das Atmungszentrum gibt den Befehl zum Weiteratmen, was der Brustkorb auch versucht, doch es gelingt nicht, Luft in die Lungen zu befördern, da der Rachen blockiert ist. Erst ein zentraler Weckreiz – Arousal genannt – durch den zunehmenden Kohlendioxidgehalt im Blut aktiviert die Rachenmuskulatur derart, dass sie kontrahiert und den Atemweg wieder öffnet. Dieser Weckreiz macht meist nicht wach, aber je länger die Apnoe andauert und/oder je tiefer der Sauerstoffspiegel im Blut während der Atempause sinkt, desto höher wird die Wahrscheinlichkeit, dass man mit Wiedereinsetzen der Atmung merklich wach wird. Das kann so weit gehen, dass man regelrecht aufschreckt, sogar mit Luftnot und/oder Herzrasen. Das kann auch Angst machen und sollte ein gewichtiger Anlass sein, sich in der Schlafmedizin vorzustellen.

Weitere Apnoeformen

Weniger häufig als die obstruktive Schlafapnoe ist die gemischte Apnoe, die mit einer zentralen Atempause beginnt, bei der keine Anstrengungen des Brustkorbs zum Weiteratmen stattfinden, und mit einer obstruktiven Atmung und Brustkorbbewegungen bei geschlossenem Atemweg endet. Am seltensten ist die zentrale Apnoe, bei der die Betroffenen nicht atmen und auch keine Atmungsanstrengungen zeigen. Das Atemzentrum hat signalisiert, nicht zu atmen, und dieser zentrale Befehl wird befolgt.

Neben der Apnoe gibt es noch die Hypopnoe: Wenn der Atemweg im Rachen eng wird, sich aber nicht verschließt, sprechen wir von einer Hypopnoe. Wenn die Konsequenzen dieselben wie bei einer Apnoe sind, also Kohlendioxid-Anstieg und Sau-

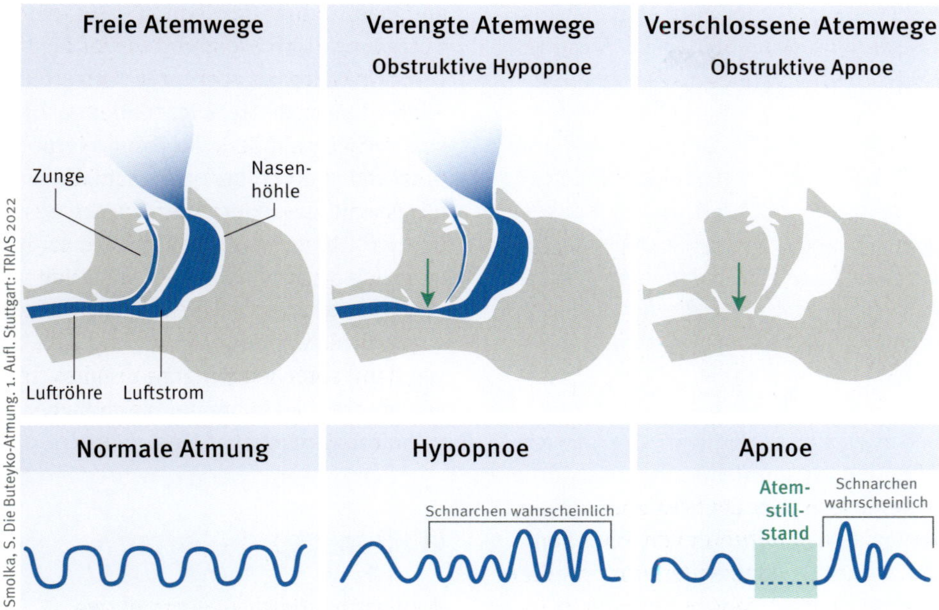

Der freie Atemweg bei normaler Atmung und der eingeengte oder kollabierte Atemweg bei einer Hypopnoe bzw. Apnoe.

erstoff-Abfall im Blut oder ein Weckreiz zum Ende der Hypopnoe, dann ist dieses Ereignis relevant und geht in den unten genannten Apnoe-Hypopnoe-Index ein. Es gibt auch noch zentrale Hypopnoen, die jedoch selten sind und meist in einem Befundbericht vom Schlaflabor nicht ausgewiesen werden.[3]

Die Anzahl der nächtlichen Apnoen und Hypopnoen geteilt durch die effektive Schlafzeit ergibt den sogenannten Apnoe-Hypopnoe-Index, den AHI, den sich die Betroffenen merken sollten, ähnlich wie andere Patienten den Blutdruck oder den Zuckerwert im Blut. Denn dieser Index macht die Diagnose aus und seine Reduktion bestimmt die Effektivität einer Therapie.

Hypoventilation

Eine weitere Form der nächtlichen Atmungsstörung ist die sogenannte Hypoventilation. Dabei handelt es sich um eine den Anforderungen des Stoffwechsels nicht angemessene, zu geringe (flache) Atmung über längere Zeiträume (eine bis mehrere Minuten). Diese Form der Atmungsstörung zeigt sich meist im Traumschlaf, denn hier ist das Atmungszentrum im Vergleich zu den anderen Schlafstadien anders aktiv und ist damit nicht so sensibel für Sauerstoff und Kohlendioxid. Das kann zu minutenlangem flachem Atmen führen, mit der Konsequenz, dass der Kohlendioxidgehalt nur langsam ansteigt und daher ein Weckreiz zum Wiedereinsetzen der normalen Atmung erst viel später erfolgt als bei einer Apnoe oder Hypopnoe.

Betroffen sind in der Regel Übergewichtige, Menschen mit einer Herzschwäche, einer chronischen Bronchitis (COPD), Schlaganfallpatienten sowie Personen, die starke Schmerzmittel, zum Beispiel opioidhaltige Medikamente, einnehmen. Opioide zum Beispiel vermindern den Muskeltonus des Genioglossus, des Kinn-Zungen-Muskels, und beeinträchtigen den Atemtaktgeber im verlängerten Rückenmark. Die Hypoventilationen sind nicht Bestandteil des Apnoe-Hypopnoe-Index und müssen, im Schlaflabor festgestellt, gesondert ausgewiesen werden. Bei Übergewichtigen heißt es dann: Pickwick-Syndrom oder Obesitas-Hypoventilations-Syndrom. Kommen sie bei einem Schlafapnoe-Patienten zusätzlich vor, dann sprechen wir zum Beispiel von einer Schlafapnoe und zusätzlicher traumschlafbezogener Hypoventilation.

Risikofaktor Übergewicht

Übergewicht kann eine Schlafapnoe provozieren und auslösen, aber das ist nicht zwingend. Entscheidend sind dabei der Halsumfang sowie das subkutane und viszerale Fett. Es gibt auch Übergewichtige, die nicht schnarchen und keine Atmungsstörungen haben. Grund dafür scheint das unterschiedlich sensibel funktionierende Reflexsystem der oberen Atemwege zu sein.

Flattening

Kommen wir noch zu einer letzten Atmungsstörung, für die der Begriff nicht ganz passend ist, denn es ist eine leichte Störung, hervorgerufen durch eine nur geringe Einengung der Atemwege. Sie heißt Flattening, auch obstruktives Schnarchen genannt. Sie erschwert die Einatmung nur gering, was zum Schnarchen führen kann. Minutenlanges Schnarchen aufgrund solch einer Einengung kann auch zum Anstieg von Kohlendioxid im Blut führen und zu einem Weckreiz (Arousal), ähnlich wie bei der Hypoventilation, der den Atemweg kurzeitig wieder komplett öffnet, bevor er wieder enger wird. Im Moment der kurzen Öffnung wird nicht geschnarcht. Der Apnoiker schnarcht, wenn er atmet, und schnarcht nicht, wenn er die Atmungsstörung hat. Der Flattener schnarcht,

Merke

Mögliche Schlafbezogene Atmungsstörungen sind die obstruktive, die gemischte und die zentrale Apnoe, die obstruktive und die zentrale Hypopnoe, die Hypoventilation und das Flattening. Die verschiedenen Formen können unterschiedlich ausgeprägt nachts auftreten.

wenn er die geringe Atmungsstörung hat, und schnarcht nicht, wenn er kurz durchatmet. Das Flattening mit in der Schlafaufzeichnung sichtbarem Weckreiz ist vor allem dann klinisch relevant, wenn Betroffene mit wenigen Apnoen und Hypopnoe, aber bekanntem Schnarchen am Tage auch noch müde oder schläfrig sind. Dann ist es sinnvoll, nicht nur den AHI, sondern den RDI zu ermitteln: Das ist der AHI plus die Anzahl der Flattening-Ereignisse. Das Flattening ist eine Art Vorstufe nächtlicher Atmungsstörungen, oder aber es tritt nach erfolgter Operation im Rachenbereich als Zeichen des jetzt offenen, aber noch engen Atemweges auf.

Häufigkeit der Schlafapnoe

Eine Veröffentlichung von 2019 fasst die Häufigkeitsdaten aus 16 Ländern zusammen: 29,2 Prozent der erwachsenen Weltbevölkerung (936 369,689 Millionen Menschen) im Alter zwischen 30 und 69 Jahren haben mehr als 5-mal pro Stunde Atmungsstörungen (Apnoen und/oder Hypopnoen) im Schlaf und damit die Diagnose einer Schlafapnoe. Eine moderate bis schwer ausgeprägte Schlafapnoe (Apnoe-Hypopnoe-Index [AHI] > 15 pro Stunde) haben 424 630,028 Millionen von ihnen[4]. In Deutschland, das ergab eine Bevölkerungsstudie in Mecklenburg-Vorpommern (SHIP), beläuft sich die Häufigkeit der obstruktiven Schlafapnoe (OSA) im Alter zwischen 20 und 81 Jahren auf 46 Prozent (26 Millionen Menschen) der erwachsenen Bevölkerung. Die Erkrankung ist bei Männern häufiger (59 %) als bei Frauen (33 %). An einer moderaten bis schweren OSA leiden 21 % (14 Millionen) Menschen in Deutschland, 30 Prozent der Männer und 13 Prozent der Frauen.[5]

Der Ausprägungsgrad der Schlafapnoe und die subjektiven Beschwerden bestimmen wesentlich die Therapieentscheidung.

Und die Häufigkeit nächtlicher Atmungsstörungen nimmt zu. Ursache dafür sind wohl eine Zunahme von Übergewicht – einer der Risikofaktoren für eine obstruktive Schlafapnoe – und die alternde Gesellschaft. Im Jahr 2015 gab es 200 Millionen Menschen auf unserem Erdball, die älter als 65 Jahre waren, im Jahr 2050 werden es geschätzt schon 2 Milliarden sein.

Häufigkeit von Schlafapnoe (SHIP-Daten; Study of Health in Pomerania)

AHI	Alter	Gesamt	Männer	Frauen
AHI ≥ 5 (milde bis starke OSA)	alle	45,9 %	59,4 %	33,2 %
	< 60 Jahre	35,0 %	50,9 %	20,2 %
	> 60 Jahre	67,6 %	76,3 %	59,4 %
AHI ≥ 15 (moderate bis starke OSA)	alle	2,2 %	29,7 %	13,2 %
	< 60 Jahre	13,4 %	20,9 %	6,5 %
	> 60 Jahre	36,6 %	47,2 %	26,6 %
AHI ≥ 30 (starke OSA)	alle	7,7 %	11,6 %	4,1 %
	< 60 Jahre	4,3 %	6,8 %	2,1 %
	> 60 Jahre	14,5 %	21,2 %	8,1 %

Kurz zusammengefasst

Zu den Faktoren, die eine Schlafapnoe provozieren bzw. begünstigen können, gehören:

- fortgeschrittenes Alter
- männliches Geschlecht
- anatomische Engstellung des Rachens
- Übergewicht
- Rückenlage beim Schlafen
- ein kleiner Unterkiefer
- Alkohol
- eine genetische Prädisposition
- müdigkeitsauslösende Medikamente
- starke Schmerzmittel
- Drogen
- einige Herz-Kreislauf-Erkrankungen
- Erkrankungen der Lunge bzw. des Thorax (Brustkorb)

Der Kampf gegen das Übergewicht ist eine Möglichkeit, einen weiteren Anstieg der Schlafapnoe etwas aufzuhalten. Sowohl das viszerale (nicht sichtbare) Fett als auch das subkutane (unter der Haut fühlbare) Fett spielen eine Rolle. Sport und Diät helfen übrigens bei der Reduzierung des viszeralen Fettes, auch wenn keine Gewichtsabnahme erfolgt. Da das viszerale Fett einen mechanischen Einfluss auf die Enge im Rachen haben kann, kann es an nächtlichen Atmungsstörungen beteiligt sein. Zusätzlich kann das abdominale (Bauch-)Fett eine Insulin-Resistenz verursachen, was bedeutet, dass die Gefahr der Entwicklung eines Diabetes besteht. Das subkutane Fett wiederum hat Einfluss auf die neuromuskuläre Kontrolle und damit auch auf die Atmung.

Zur Häufigkeit der Schlafapnoe trägt auch bei, dass sie vererbbar ist mit einer zirka 50-prozentigen Wahrscheinlichkeit bei vorbekannter Schlafapnoe der Eltern. Ein bestimmtes Gen ist jedoch bisher nicht bekannt.

Merke

Fast jeder zweite Erwachsene hat nachts Atmungsstörungen und bei jedem siebten Erwachsenen sind sie behandlungsbedürftig.

So häufig wie die Schlafapnoe ist, so selten wird sie erkannt. Man geht selbst im Jahr 2023 noch davon aus, dass nur 15–20 Prozent aller von Schlafapnoe Betroffenen erkannt sind. Die Mehrzahl schnarcht und quält sich unbewusst nachts, ohne es zu merken oder ohne ernst zu nehmen, was da passiert.

Symptome bei obstruktiver Schlafapnoe

Häufig treibt das Schnarchen Betroffene in die Schlafambulanz, aber es ist bei Weitem nicht das einzige Symptom.

Zur Symptomatik einer obstruktiven Schlafapnoe (OSA) gehören in erster Linie die zum Teil bereits genannten Symptome Schnarchen, nächtliches Aufschrecken mit oder ohne Luftnot und mit oder ohne Herzrasen oder Herzstolpern sowie ein möglicherweise erhöhter Blutdruck. Weitere Symptome sind u. a. Zähneknirschen, nächtliches Wasserlassen, nächtliches Schwitzen, morgendliche Kopfschmerzen, morgendliche Schlaftrunkenheit, ein nichterholsamer Schlaf und/oder Tagesmüdigkeit bzw. Tagesschläfrigkeit (s. Kasten rechts und Seite 36, 39).

Schnarchen

Schnarchen ist das Hauptsymptom der Schlafapnoe, aber tatsächlich betrifft es auch eine große Zahl von Menschen, die nicht alle gleichzeitig Schlafapnoe haben. Das Schnarchen nimmt zu ab dem 35. Lebensjahr und dann ab dem 65. Lebensjahr wieder ab. Fragt man die Frauen, wie viel Männer schnarchen, dann sind es 86 Prozent. Fragt man die Männer, dann sind es 57 Prozent der Frauen. Somit kann man davon ausgehen, dass in mindestens jedem zweiten deutschen Schlafzimmer geschnarcht wird, in unterschiedlicher Ausprägung. Es gibt leises Schnarchen, lautes Schnarchen, Schnarchen beim Einatmen oder Ein- und Ausatmen, Schnarchen durch den Mund oder die Nase, Schnarchen nur in Nächten nach einem Schlafdefizit, Schnarchen nur in Rückenlage oder nach Alkoholgenuss und nur kurzes Schnarchen mit langen Atemaussetzern

Müdigkeit und Schläfrigkeit – ist das nicht dasselbe?

Nein, ist es nicht – medizinisch gesehen beziehen sich Müdigkeit und Schläfrigkeit auf verschiedene Zustände.

Müdigkeit
Müdigkeit bezieht sich auf einen allgemeinen Zustand von Erschöpfung oder Energiemangel. Es ist eine subjektive Empfindung, die sich durch körperliche oder geistige Anstrengung, emotionale Belastung oder Schlafmangel entwickeln kann. Müdigkeit kann verschiedene Ursachen haben, darunter Stress, körperliche Krankheiten, schlechter Schlaf, psychische Gesundheitsprobleme oder auch normale Tagesabläufe, also die Müdigkeit zu bestimmten Zeiten (zum Beispiel nach dem Mittagessen). Müdigkeit kann auch länger anhaltend sein und oft mit einem Gefühl von Erschöpfung und Schwäche einhergehen.

Schläfrigkeit
Schläfrigkeit bezieht sich auf den Zustand, in dem man sich schläfrig oder bereit zum Schlafen fühlt. Das unfreiwillige Einschlafen am Tage, meist in monotonen Situationen, ist ein untrügliches Zeichen für Schläfrigkeit. Es ist eine physiologische Reaktion, die durch den natürlichen Schlaf-Wach-Rhythmus und die Homöostase des Körpers beeinflusst wird. Schläfrigkeit tritt normalerweise erst in den späten Abendstunden auf, wenn der Körper »Zeit zum Schlafengehen« signalisiert. Schläfrigkeit kann durch Schlafmangel, Schlafstörungen, bestimmte Medikamente oder gewisse Gesundheitszustände ausgelöst werden.

(Schlafapnoe) oder langes Schnarchen mit kurzen Unterbrechungen (obstruktives Schnarchen/Flattening). Das häufigste Schnarchen bei obstruktiver Schlafapnoe ist das beim Einatmen.

Das Schnarchen ist auch eine Art Vorstufe der obstruktiven Schlafapnoe. Wer in jungen Jahren schnarcht, also mit 20, 30 oder 40 damit anfängt, wird häufig nach einigen Jahren zum Schlafapnoiker. Schnarcht man, so sollte man sich spätestens dann auf Schlafapnoe untersuchen lassen, wenn der Schlaf nicht mehr erholsam ist, der Blutdruck nachts nicht absinkt oder die Partnerin bzw. der Partner nachts Atemaussetzer beobachtet, um nur drei gewichtige Gründe zu nennen.

Je eher das Schnarchen beginnt, zum Beispiel schon im Kindes- oder Jugendalter, desto höher ist die Wahrscheinlichkeit, dass vor allem anatomische Besonder-

Tierische Schnarcher

Schnarchen ist kein Alleinstellungsmerkmal der Spezies Mensch. Auch Tiere schnarchen, vielleicht kennen Sie das von Hunden. Sie schnarchen, wenn der Atemweg eng ist (kleiner Kopf, kurzer Hals, kleiner Unterkiefer z. B.). Affen hingegen schnarchen nicht. Sie haben alle einen weiten Rachen mit einem prominenten Unterkiefer. Man vermutet, dass uns der enge Rachen die Artikulation ermöglicht hat, mit dem Nachteil der Gefahr nächtlicher Atmungsstörungen.

heiten die Ursache bzw. der Auslöser sind. Dazu gehören vor allem vergrößerte Mandeln, Polypen oder Rachenmandeln, ein sehr voluminöses Gaumensegel oder ein vergrößerter Zungengrund. Viele erwachsene Schnarcher berichten, dass ihnen ein vergrößertes Zäpfchen nachgesagt wird. Meist ist dies aber Folge des dauerhaften nächtlichen Schnarchens:

Ein Satz zur Nase

Jeder Mensch atmet nachts durch Nase und Mund, der eine vielleicht etwas mehr durch den Mund, die andere mehr durch die Nase, aber immer sind beide Atemwege im »Einsatz«. Schnarchen aber entsteht im Rachen, fast nie in der Nase. Daher hilft eine Nasen-Operation gegen Schnarchen kaum. Sie kann vielleicht das Atemgeräusch ändern, aber kein Schnarchen beseitigen.

Der ständige nächtliche Zug am Zäpfchen und Gaumensegel im Schlaf lässt das Zäpfchen anschwellen und führt auch zu entzündlichen Veränderungen und Rötungen. Es gibt aber auch (laute) Schnarcher mit ganz normalem »zartem« Gaumensegel, und es gibt viele operierte Schlafapnoiker, die sich das Gaumensegel haben straffen lassen und trotzdem weiter schnarchen. Das zeigt, dass nicht allein das Zäpfchen oder das Gaumensegel das Schnarchgeräusch machen. Der gesamte weiche Gaumen kann vibrieren. Eine Operation ist auf jeden Fall sinnvoll, wenn die Mandeln vergrößert sind oder das Gaumensegel kaum Platz zum Atmen lässt. Später mehr dazu.

Einige Betroffene bzw. deren Partnerinnen oder Partner berichten, dass sie meist nur in Rückenlage schnarchen. Die Lage beeinflusst in der Tat das Ausmaß einer Schlafapnoe. Das ist auch diagnostisch wichtig. So lassen sich mit einer häuslichen Messung der Atmung meist weniger Atmungsstörungen feststellen

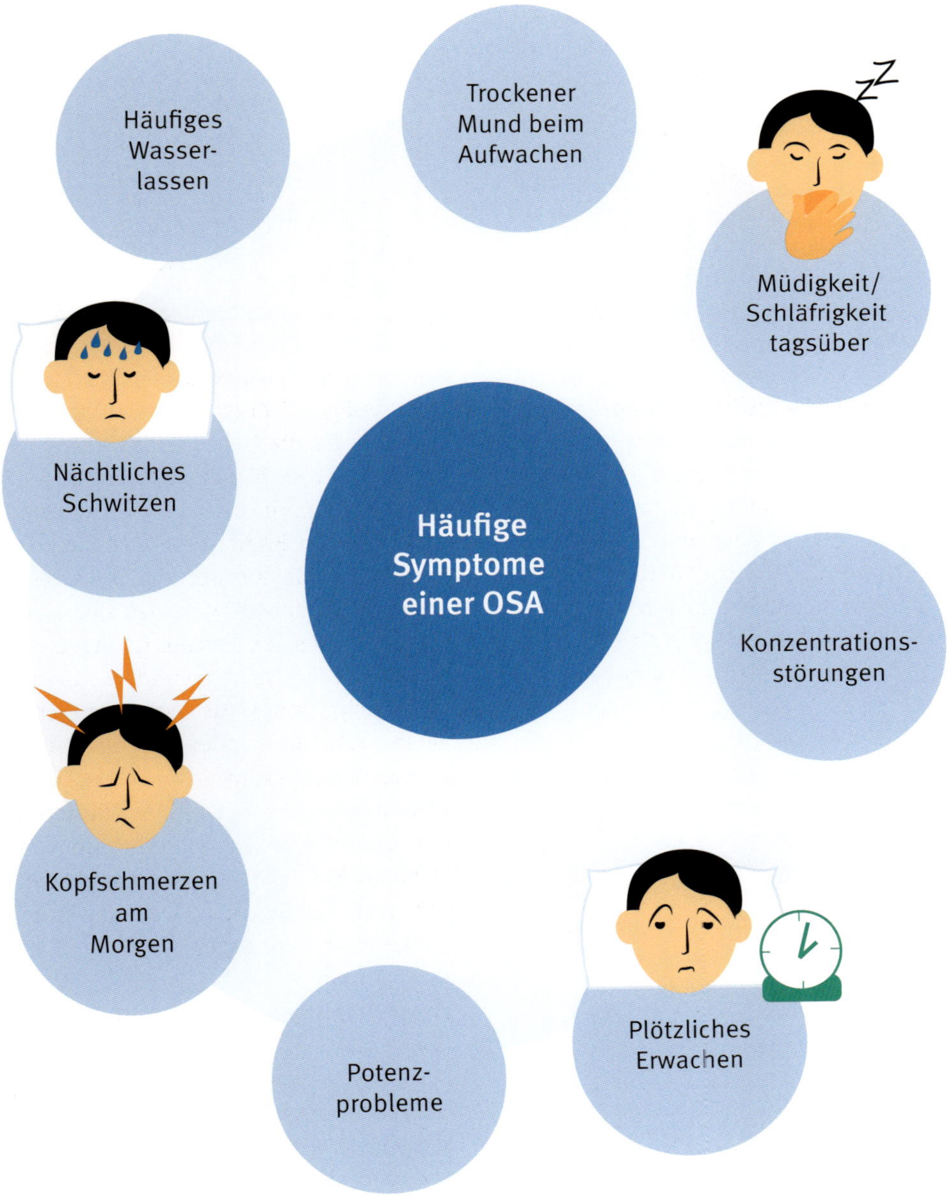

Die vielfältigen Auswirkungen auf Körper und Geist und die Gesundheit.

als im Schlaflabor. Das liegt unter anderem daran, dass man im Schlaflabor mit den vielen Kabeln am Körper doch etwas mehr auf dem Rücken liegt. 60 Prozent der Patienten haben eine in Rückenlage dominierende Schlafapnoe, das bedeutet, dass der AHI (Apnoe-Hypopnoe-Index) in Rückenlage mehr als doppelt so hoch ist wie in Nichtrückenlage. Eher selten ist die Rückenlage-abhängige Schlafapnoe. Sie ist vorhanden, wenn das oben genannte Kriterium erfüllt ist und zusätzlich der AHI in Nichtrückenlage geringer als 5/Stunde Schlaf ausfällt.

Zähneknirschen

Ein Symptom, das oft von Schlafapnoikern berichtet wird, ist das nächtliche Zähneknirschen (Bruxismus). Fast bei jedem fünften Kind und Jugendlichen, später aber nur noch bei jedem zehnten Schläfer kommt es vor. Es kann angeboren und genetisch bedingt sein, zudem können bestimmte Medikamente und Erkrankungen des Zentralnervensystems Bruxismus begünstigen.

Liegt es am Medikament?

Die sogenannten Alpha-adrenergen Antagonisten sind eine Gruppe von Medikamenten, die Schnarchen und eine Schlafapnoe begünstigen. Zu ihnen gehören folgende Wirkstoffe (achten Sie, wenn Sie Ihre Medikamenteneinnahme überprüfen, auf den Wirkstoffnamen, nicht auf den Handelsnamen des Präparates):

- Alfuzosin
- Bunazosin
- Doxazosin
- Prazosin
- Silodosin
- Tamsulosin
- Terazosin
- Trimazosin
- Abanoquil
- Azapetin
- Buflomedil
- Dapiprazol
- Idazoxan
- Indoramin
- Moxisylyt
- Phenoxybenzamin
- Phentolamin
- Tolazolin
- Urapidil
- Yohimbin
- Mianserin
- Mirtazapin

Zwei häufig angewendete Mittel sind Tamsulosin, das bei vergrößerter Prostata eingenommen wird, und Mirtazapin, ein häufig angewendetes schlafförderndes Antidepressivum. Checken Sie bitte daher Ihre Medikamentenliste, wenn Sie schnarchen.

Die landläufige Meinung, dass Stress die Ursache für Zähneknirschen darstellt, ist falsch. Im Wachzustand kann man schon einmal die Kiefer zusammenpressen bei Stress, aber im Schlaf ist ein willkürliches Pressen nicht möglich. Im Schlaf sind es rhythmische Muskelbewegungen der Kiefer, und zwar bei einem ausgeprägten Bruxismus mehr als 4-mal pro Stunde Schlaf. Ängstliche oder hoch motivierte Personen sind im Durchschnitt stärker gefährdet, nachts mit den Zähnen zu knirschen, als andere, aber der Hauptgrund ist ein anatomisch enger Rachen, der im Schlaf zur Beeinträchtigung der Atmung, z. B. mit Schnarchen, führt. Knirschen ist dann eine Reaktion des Körpers auf die Behinderung der Atmung, denn eine Aktivierung der Mund- und Rachenmuskulatur durch Pressen oder Knirschen führt zu einer Aktivierung der Rachenmuskulatur und damit zur Erweiterung des Rachens. Somit verhindert Knirschen das Schnarchen bzw. die Atmungsstörungen zu einem gewissen Grad. Da die Schlafapnoe vererbbar ist, trifft das auch auf das Zähneknirschen zu.

Tritt Zähneknirschen ohne Atmungsstörungen auf, ist die Vorstellung bei einem Zahnarzt zu empfehlen, der mit einer Schiene verhindern kann, dass die Zähne unter dem Knirschen leiden. Möglich sind auch eine Verhaltenstherapie und eben eine Abklärung von Schnarchen und Atmungsstörungen und in extremen Fällen eventuell das Einleiten einer spezifischen Therapie.

Wasserlassen

Zu den Symptomen bei Schlafapnoe gehört auch das nächtliche Wasserlassen (Nykturie). Wir wissen heute, dass man bei einer Schlafapnoe nachts einfach mehr Urin produziert (übrigens gilt das auch bei einer Insomnie). Bei einem normalen, gesunden Schlaf ist nachts u. a. das spezielle Hormon Renin erhöht – dieses ist dafür verantwortlich, dass Wasser und Salz im Körper bleiben und damit wenig Flüssigkeit über die Niere ausgeschieden wird. Bei Schlafapnoikern ist dieses Hormon nachts vermindert. Dadurch und dank des Zusammenspiels mit anderen Hormonen kommt es zur vermehrten Urinbildung.

Wenn schnarchende Personen nachts mehr als einmal »raus müssen«, dann liegt es also in erster Linie nicht an der Prostata, sondern am Schnarchen und an der Atmung selbst. Dies kann man schon daran erkennen, dass auch weibliche Schlafapnoe-Betroffene nachts zur Toilette müssen. Auch die Therapie beweist den Zusammenhang: Schon in der ersten Therapienacht mit einem Atmungsgerät verschwindet meist die lästige »Toiletten«-Schlafunterbrechung und zum Urologen muss man dann auch nicht mehr.

Aufschrecken

Das nächtliche Aufschrecken ist oft eine Folge der Atmungsstörungen. Zum Ende einer Apnoe oder Hypopnoe kommt es meist zu einem kurzen Weckreiz (Arousal genannt), der den Atemweg im Rachen wieder öffnet bei gleichzeitigem Anstieg von Sauerstoff, Blutdruck und Puls. Ist zu diesem Zeitpunkt der Atemweg noch extrem eng und verschleimt und die Öffnung geht nicht so schnell vonstatten, wird man auch schon einmal wach, bekommt aber noch keine Luft bzw. fühlt eine Luftnot (Dyspnoe). Das können beängstigende Momente sein. Wenn sie denn auftreten, sind sie meist auch Anlass für die Vorstellung beim Schlafspezialisten. Speziell im Traumschlaf sind die Atmungsaussetzer länger, weil das Atemzentrum später auf den Anstieg von Kohlendioxid während einer Apnoe reagiert. Daher können hier auch drastischere Sauerstoffabfälle auftreten. Zusätzlich ist die Weckschwelle geringer als zum Beispiel im Tiefschlaf. Daher ist der Traumschlaf eine der Schlafphasen, in denen das nächtliche Aufschrecken mit oder ohne Luftnot eher passieren kann.

Der Schreck löst natürlich Panik und Stress aus und Puls und Blutdruck steigen vielleicht mehr an als sonst nach einer Atmungsstörung. So ist es nachvollziehbar, dass Atmungsstörungen ein Trigger für das Auftreten von nächtlichen Herzrhythmusstörungen sein können, insbesondere für das nächtliche Vorhofflimmern. Die Atmungsstörung in der Traumschlafphase kann aber auch einen extrem niedrigen Puls bis hin zum kurzzeitigen Herzstillstand auslösen. Dies geschieht zum Ende einer längeren Atmungsstörung, wenn Puls und Blutdruck und Sauerstoff niedrig sind und ein Arousal (Weckreaktion) noch nicht aufgetreten ist. Die längste Herzschlag-Pause, die ich im Schlaflabor gesehen habe, betrug 13 Sekunden. Ein solches Ereignis ist schon eine Indikation für die Implantation eines Herzschrittmachers! Zunächst sollte jedoch die Schlafapnoe therapiert und der Effekt der Therapie auf das Herz-Kreislauf-System kontrolliert werden. Diese Reihenfolge gilt auch und vor allem für das häufig vorkommende Vorhofflimmern.

Schwitzen

Mit dem Symptom Schwitzen ist es komplizierter. Da es auch im Schlaflabor nicht gemessen wird, ist wenig darüber bekannt, warum es wann auftritt. Es gibt jedoch Faktoren, die es begünstigen können, wie zu viel Trinken vor dem Zubettgehen, Alkohol, Übergewicht, die Tiefschlafphase oder eine zu warme Zimmertemperatur. Auch hier gilt: Die Therapie der nächtlichen Atmungsstörungen kann das Schwitzen mindern, muss es aber nicht.

Kopfschmerzen

Morgendliche Kopfschmerzen haben vermutlich am ehesten mit der nächtlichen Herz-Kreislauf-Belastung und den Sauerstoffabfällen zu tun. Das Phänomen

Wie ist die Lage am Morgen?

Wie sieht es am Morgen nach einer Nacht mit Atmungsstörungen aus? Es gibt Apnoiker, die ihren Schlaf als erholsam empfinden; es gibt andere, die müde aufwachen; wieder andere sind nicht nur müde, sondern den ganzen Tag auch schläfrig; und letztendlich gibt es Betroffene, die über morgendliche Kopfschmerzen, Erschöpfung und andere Symptome berichten. Es gibt keine einheitlichen Konsequenzen für den Schlaf bei nächtlichen Atmungsstörungen.

Wenn jedoch die Schlafqualität und/oder die Schlaflänge leiden, zum Beispiel die Tiefschlafphasen deutlich abnehmen, dann steigt auch die Wahrscheinlichkeit für einen nicht erholsamen Schlaf. Meine Erfahrung lehrt, dass ein Restanteil von Tiefschlaf, z. B. netto 30 Minuten (normal ist mindestens eine Stunde pro Nacht), schon ausreichen kann, um am nächsten Tag nicht müde oder schläfrig zu sein.

Wir gehen heute davon aus, dass zirka 30 Prozent der Schlafapnoe-Betroffenen tagsüber müde und schläfrig sind – vielleicht einer der Gründe, warum sich die Betroffenen sehr selten und meist viel zu spät in ärztliche Behandlung begeben.

Warum aber kann die Schlafqualität beeinträchtigt sein? Wenn man nachts zum Beispiel 200 Atmungsstörungen hat, dann wird der Schlaf 200-mal kurz, meist unmerklich, unterbrochen durch das Mikroarousal: eine Weckreaktion, die kürzer als 3 Sekunden ist, im Gegensatz zum Makroarousal mit 3 bis 15 Sekunden. Ein Arousal sehen wir in der Hirnstrommessung (EEG). Es gibt zusätzlich noch sogenannte vegetative Arousals. Damit ist eine Reaktion von Puls und oder Blutdruck zum Ende der Atmungsstörung gemeint.

Durch das EEG-Arousal wird der Schlaf kurz unterbrochen. Wenn die Betroffenen Glück haben, geht es mit dem Schlaf danach einfach weiter, wenn sie Pech haben, landen sie erst einmal wieder im oberflächlichen Schlaf und erst danach vielleicht wieder im mitteltiefen, Tief- oder Traumschlaf. Das Geschehen führt häufig zu einem Überschuss an oberflächlichem Schlaf und meist auch einem Mangel an Tiefschlaf. Eine Vielzahl der Betroffenen ist trotzdem weder schläfrig noch müde. Ob hier auch das Alter eine Rolle spielt, die Kürze der bestehenden Erkrankung oder andere Faktoren, die den Schlaf vor der Störung durch Atmungsstörungen schützen, ist noch nicht bekannt. Sicher ist aber, dass insbesondere die Tagesschläfrigkeit auf eine Schlafapnoe hindeutet, wobei sie andererseits auch einige andere, vor allem schlafmedizinische Ursachen haben kann.

ist aber nicht sehr häufig, daher gibt es dazu nur wenige Studien.

Potenzprobleme

Ein nicht unbedeutendes Symptom der Schlafapnoe kann auch nachlassende Potenz sein. Natürlich spielt hier auch das Alter eine Rolle, schließlich ist die Schlafapnoe vornehmlich eine Erkrankung des 45. bis 65. Lebensjahres, aber der nächtliche Sauerstoffmangel und die Kreislaufschwankungen können auch direkt oder über die Geschlechtshormone Einfluss auf die Potenz nehmen. Die Therapie der Schlafapnoe ist hier eine Option, vielleicht eine Besserung zu erreichen oder Schlimmeres zu verhindern.

Langzeitfolgen

Während Potenzprobleme wenig kommuniziert werden und auch nicht so oft auftreten, mehren sich die Anfragen von Patienten bezüglich eines möglichen Alzheimer- bzw. Demenz-Risikos. Eine mögliche Demenz oder Depression sind aber eher Langzeitfolgen und kein akutes Phänomen der Schlafapnoe. Das gilt auch für Diabetes mellitus, Glaukom, Tinnitus, das metabolische Syndrom, Atherosklerose, Neurodermitis (Schuppenflechte), Rheuma, Gicht, Krebs (z. B. Brustkrebs oder Hautkrebs) und viele andere Erkrankungen und Symptome.

Die Wahrscheinlichkeit, Bluthochdruck oder Vorhofflimmern zu entwickeln, ist mit über 50 geringer als mit unter 50 Jahren. Der Zusammenhang zwischen einer Schlafapnoe und Bluthochdruck ist im Alter über 60 Jahre nicht mehr vorhanden. Das mag daran liegen, dass die während der Atmungsstörungen auftretenden Schwankungen von Blutdruck und Puls im Alter nicht mehr so ausgeprägt sind. Das verminderte Risiko im Alter gilt jedoch nicht für Patienten mit einer Herzinsuffizienz (Herzschwäche), denn eine Schlafapnoe verstärkt diese schon ab einem AHI von mehr als 11 pro Stunde Schlaf und es kommen ab dem 60. Lebensjahr vermehrt zentrale Atmungsstörungen dazu. Der Zusammenhang zwischen Herzschwäche, einem Myokardinfarkt und Vorhofflimmern wird im Alter durch eine Schlafapnoe verstärkt.

Eine schwere Schlafapnoe stellt für Menschen über 70 Jahre zudem ein erhöhtes Risiko für einen Schlaganfall dar. Ein weiteres Risiko für ältere Schlafapnoiker sind Augenerkrankungen wie das Glaukom, die nicht arteriitische anteriore ischämische Optikusneuropathie (NAION) und das Papillenödem. Ohne auf diese eher seltenen Erkrankungen näher einzugehen, rate ich bei Augenproblemen im Alter, wie zum Beispiel erhöhtem Augendruck, an eine mögliche Schlafapnoe zu denken. Und noch ein Fakt, der gleichzeitig zeigt, wie wichtig eine korrekte Diagnostik der Schlafapnoe ist: Je kürzer die Atmungsstörungen, besonders im Alter, desto höher das Gesundheitsrisiko. Schlafapnoe-Patienten im mittleren Alter von 65 Jahren mit nur kurz anhaltenden Atmungsstörungen versterben etwas häufiger im Vergleich zu denjenigen, bei denen die Apnoen/Hypopnoen länger sind.

Geschlechtsunterschiede

Gibt es Unterschiede bei den Beschwerden zwischen Männern und Frauen? Ja, geringe Unterschiede sind bekannt: Frauen mit Schlafapnoe leiden eher unter Insomnie, also einer Störung des Nachtschlafes mit häufigem nächtlichem Erwachen und Ein- und Durchschlafstörungen und/oder dem frühmorgendlichen, zu frühen Erwachen. Folgen sind ein nicht erholsamer Schlaf, Mattigkeit am Tage (Fatigue) und Müdigkeit, morgendliche Kopfschmerzen oder am Tage auftretenden Depressionen und Angstzustände. Das nächtliche Schwitzen ist bei Schlafapnoikern ebenfalls häufiger.

Was das Hauptsymptom Schnarchen betrifft, gibt es keine Unterschiede. Eine Schlafapnoe geht bei Frauen genauso häufig und intensiv mit Schnarchen einher wie bei Männern. Allerdings bemerken Männer das Schnarchen und die Schlafapnoe ihrer Partnerinnen seltener als umgekehrt.

Bei den Frauen findet sich das Symptom Schläfrigkeit am Tage seltener als bei den Männern. Vielleicht ist dies einer der Gründe, warum Frauen seltener in die Sprechstunde kommen. Ein anderer mag sein, dass die männlichen Partner, wie schon ausgeführt, das Schnarchen wohl eher weniger stört, da sie meist gute Schläfer sind.

Merke

Zusammenfassend werten wir heute folgende Symptome als am deutlichsten hinweisend für eine nächtliche Atmungsstörung:

- Schnarchen
- von anderen Personen festgestellte Atmungsstörungen
- nächtliches Aufschrecken mit oder ohne Dyspnoe (Luftnot)
- Tagesmüdigkeit-/schläfrigkeit.

Die Anzahl und Länge der Atmungsstörungen und das Ausmaß der Sauerstoffabfälle, das Alter, die Störung des Schlafes und vor allem die Tagesschläfrigkeit machen das Risiko einer Schlafapnoe (Seite 47) aus. Es gibt geschlechtsspezifische Unterschiede bei den Beschwerden.

Das Symptom Müdigkeit

Müdigkeit ist ein sehr undifferenziertes Symptom und kann eine Vielzahl von Ursachen haben.

Stellt sich in einer Praxis eine Person mit unklarer Müdigkeit vor, dann ergibt sich ein breites Spektrum möglicher Ursachen, von internistischen über neurologische/psychiatrische Erkrankungen bzw. Symptome bis hin zu medikamentösen Nebenwirkungen, Drogenkonsum und Schlafstörungen, zu denen ja die Schlafapnoe gehört.

Entsprechend der S3-Leitlinie der Deutschen Gesellschaft für Schlafforschung und Schlafmedizin (DGSM) zum nichterholsamen Schlaf[6] ist zunächst abzuklären, ob ein adäquater Umgang mit dem Schlaf besteht und ob dieser dem zirkadianen (24-Stunden-)Rhythmus (Seite 11) angepasst ist.

Ist das gegeben, ist die Einnahme von müde oder schläfrig machenden Substanzen zu klären. Dazu gehören z. B. Methyldopa, kaliumsparende Diuretika, Schmerzmittel, Anticholinergika, Psychopharmaka und weniger ausgeprägt Clonidin, Antihypertensiva und Dopamin-Antagonisten. In der Neurologie sind es vor allem Carboxamid-Derivate, Barbiturate, Benzodiazepine, Antiepileptika und einige Parkinsonmittel. Bei den Psychopharmaka gehören Antidepressiva, Neuroleptika, Gammahydroxybuttersäure und Hypnotika (Schlafmittel) zu den müdigkeitverursachenden Präparaten. Sollten Sie nicht sicher sein, ob ein Ihnen verschriebenes Medikament zu den hier aufgeführten gehört, fragen Sie bitte die Sie betreuenden Mediziner.

Zusätzlich sind Drogenkonsum und -missbrauch abzuklären. Derzeit sind es vornehmlich Alkohol, Liquid Ecstasy und die Gammahydroxybuttersäure bzw. das Gammahydroxybutyrat (GHB), eher als K.-o.-Tropfen bekannt, sowie Heroin, die müde machen. Cannabis wird durch den steigenden Konsum als Ursache für künstlich erzeugte Müdigkeit voraussichtlich in Zukunft zunehmend eine Rolle spielen.

Im Anschluss folgt das Abklären möglicher Grunderkrankungen bzw. deren nicht adäquater Therapie. Internistisch sind die häufigsten Ursachen für Müdigkeit:

- Unterfunktion der Schilddrüse (Hypothyreose)
- ein zu niedriger Blutdruck (Hypotonus)
- Blutarmut (Anämie)

Seltener als Ursachen sind Unterzuckerung (Hypoglykämie) oder Urämie (zu viel Harnsäure im Blut) sowie jegliche Art von Tumorerkrankung.

Darüber hinaus kommen folgende Ursachen für Müdigkeit in Betracht:[7]

Endokrinologische Erkrankungen, z. B.

- Morbus Addison
- Conn-Syndrom
- Morbus Cushing
- Hypopituitarismus

Stoffwechselerkrankungen, z. B.

- Morbus Meulengracht
- Hyperkalzämie

Infektionskrankheiten, z. B.

- Tuberkulose
- HIV
- Borreliose
- Tropenkrankheiten

Rheumatologische Erkrankungen, z. B.

- Lupus erythematodes
- Fibromyalgie

Kardiologische Erkrankungen, z. B.

- Endokarditis
- Myokarditis

Neurologische Erkrankungen, z. B.

- Parkinson
- Multiple Sklerose
- Schädel-Hirn-Trauma

Sonstiges

- prämenstruelles Syndrom

Psychiatrische Ursachen, z. B.

- Depression
- Schizophrenie
- Demenz

Findet sich keine der vielfältigen oben genannten Ursachen, dann ist eine schlafmedizinische Differenzialdiagnostik vorzunehmen, wozu auch die Abklärung einer Schlafapnoe gehört. Aus schlafmedizinischer Sicht können alle den sechs großen Gruppen von Schlafstörungen zugeordneten einzelnen Schlafstörungen Müdigkeit verursachen. Eher selten ist sie bei den Parasomnien, zu denen das Schlafwandeln gehört.

Als Ausschlussdiagnostik ist auch an das Chronische Müdigkeitssyndrom (CFS) zu denken, in der Regel aber erst dann, wenn schlafmedizinische Ursachen ausgeschlossen sind und wenn die Erschöpfung mit immer wiederkethrenden Schmerzen und Infektionen einhergeht. In der Praxis melden sich viele Betroffene bei uns mit dem Verdacht auf ein chronisches Müdigkeitssyndrom. Zentral ist hier die Frage, ob Müdigkeit und Erschöpfung mit Schmerzen und wiederkehrenden Infektionen im Zusammenhang stehen oder nicht. Wenn ja, dann klären Hausarzt oder Facharzt zunächst die Schmerzen und Entzündungen ab und empfehlen danach ggf. die Vorstellung in einer Spezialambulanz für das CFS (Chronic Fatigue Snydrome), wovon es jedoch nur wenige gibt. Wenn nicht, dann werden die oben genannten möglichen Ursachen für Müdigkeit ausgeschlossen und erst dann ist man beim Schlafmediziner an der richtigen Adresse.

Merke

Bei chronischer Müdigkeit sind zunächst viele mögliche Ursachen abzuklären und danach erst mögliche Schlafstörungen. Ausnahme ist die Kombination aus Müdigkeit und spezifischen Symptomen für eine Schlaferkrankung, wie zum Beispiel Schnarchen, Atmungsstörungen, Insomnie, unruhige Beine.

Das Symptom Schläfrigkeit

Schläfrigkeit ist nicht nur eine Beeinträchtigung, sondern kann sogar gefährlich werden.

Einschlafen am Steuer, beim Fahrradfahren, beim Essen, beim Sex, vor der Schulklasse oder in sonstigen möglichen und unmöglichen Situationen ist keine Müdigkeit mehr, sondern Schläfrigkeit. Dasselbe gilt, wenn ein regelmäßiger Mittagsschlaf trotz ausreichenden Nachtschlafs die Norm ist. Diese extreme Form der Tagesmüdigkeit kann Folge aller derjenigen Umstände sein, die beim Symptom Müdigkeit bereits aufgezählt wurden. Wahrscheinlicher sind aber folgende Ursachen:

- mögliche Über- oder Unterdosierung von bestimmten Medikamenten (Psychopharmaka, Hypnotika, Schmerzmittel, Insulin, Kardiaka etc.)
- ein extremes chronisches Schlafdefizit und damit eine Schlafstörung

Bei chronischer Schläfrigkeit ist daher eher als bei Müdigkeit an eine schlafmedizinische Ursache, z. B. die Schlafapnoe, zu denken. Hinweise auf eine allgemeine schlafmedizinische Ursache sind u. a. Schläfrigkeit trotz ausreichender oder sogar extrem langer Schlafdauer oder die bereits thematisierten Phänomene wie Schnarchen oder das Restless-Legs-Syndrom (RLS). Die mit Schnarchen assoziierten Atmungsstörungen, das Obesitas-Hypoventilationssyndrom oder die mit dem RLS oft assoziierten periodischen Beinbewegungen im Schlaf sind die häufigsten organischen Ursachen für einen unmerklich nicht effektiven Schlaf, was aufgrund des meist auftretenden Tiefschlaf-Defizits nicht nur müde, sondern auch extrem schläfrig macht.

Der Schlaf von Schlafapnoe-Patienten macht diesen Zusammenhang gut sichtbar: Viele nächtliche Atmungsstörungen, mit oder ohne nächtliche Weckreaktionen (Arousal), die den Tiefschlaf nicht beeinträchtigen, führen nicht zu einer Tagesschläfrigkeit. Daher gibt es auch mehr Betroffene mit einer Schlafapnoe als Betroffene mit einem Schlafapnoe-Syndrom. Letztere haben nicht nur nachts Atmungsstörungen, sondern sind am Tage auch schläfrig. Generell geht man international davon aus, dass »nur« 30 bis 40 Prozent der Schlafapnoiker schläfrig sind. Die Schläfrigkeit hängt bei Frauen mehr als bei Männern vom Ausmaß der Atmungsstörungen ab: Je mehr Atmungsstörungen, desto schläfriger sind vor allem die betroffenen Frauen. Sicher spielt hier auch der Verlauf eine Rolle, also wie viele Jahre man unbehandelt mit einer Schlafapnoe geschlafen hat, aber

Es gibt verschiedenste Auslöser für das Symptom Schläfrigkeit.

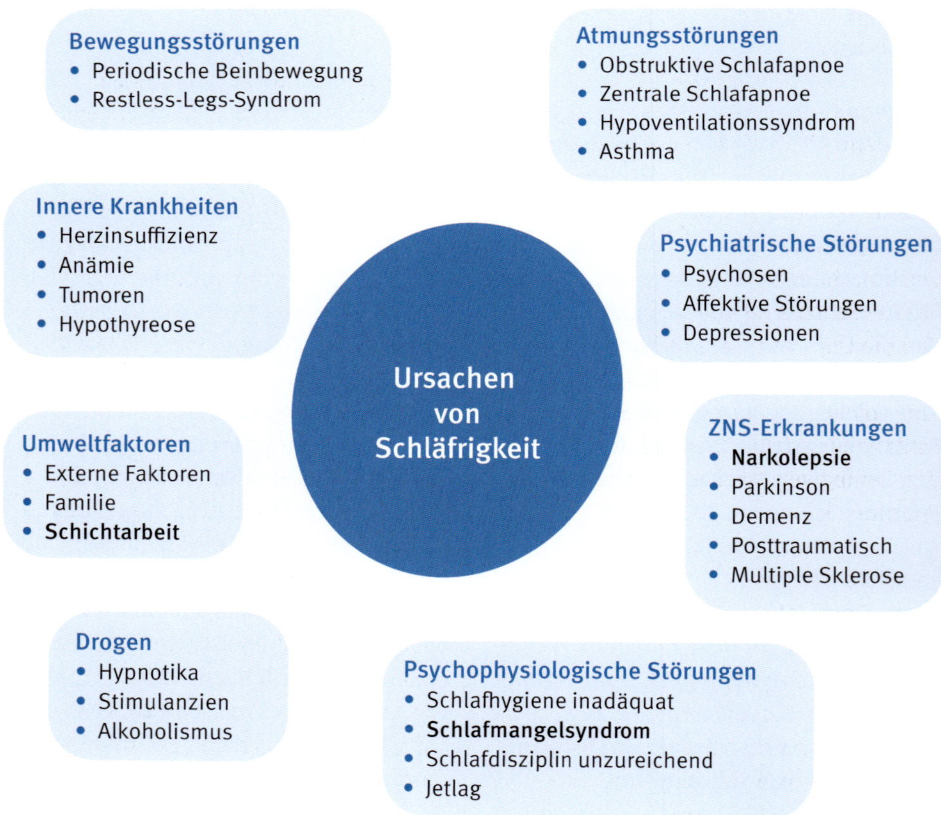
Bewegungsstörungen
• Periodische Beinbewegung
• Restless-Legs-Syndrom
Atmungsstörungen
• Obstruktive Schlafapnoe
• Zentrale Schlafapnoe
• Hypoventilationssyndrom
• Asthma
Innere Krankheiten
• Herzinsuffizienz
• Anämie
• Tumoren
• Hypothyreose
Psychiatrische Störungen
• Psychosen
• Affektive Störungen
• Depressionen
Ursachen von Schläfrigkeit
Umweltfaktoren
• Externe Faktoren
• Familie
• Schichtarbeit
ZNS-Erkrankungen
• Narkolepsie
• Parkinson
• Demenz
• Posttraumatisch
• Multiple Sklerose
Drogen
• Hypnotika
• Stimulanzien
• Alkoholismus
Psychophysiologische Störungen
• Schlafhygiene inadäquat
• Schlafmangelsyndrom
• Schlafdisziplin unzureichend
• Jetlag

dazu gibt es keine wissenschaftlichen Erkenntnisse.

Extremfälle von Schläfrigkeit aus der eigenen Praxis, die mir im Gedächtnis hängen geblieben sind, haben aber Männer berichtet: Ein Patient schlief im Warteraum ein und fiel vom Stuhl, ein anderer Patient berichtete von einem Sturz vom Fahrrad durch Einnicken bei einer »langweiligen« Geradeaus-Fahrt, und ein Dritter berichtete vom peinlichen Einnicken beim Suppelöffeln mit der Folge, dass das Gesicht im Suppenteller landete.

Die periodischen Beinbewegungen (PLMs) sind dann schlafstörend und können zu Schläfrigkeit führen, wenn sie mit Weckreaktionen (Arousal im EEG) assoziiert sind. Mehr als 10 periodische, wachmachende Beinbewegungen pro Stunde Schlaf sind auffällig und begründen die Diagnose eines PLM-Syndroms (periodic led movement disease, PLMD). Eine solche Diagnose lässt sich nur im Schlaflabor erheben, wo man verlässlich den Beinbewegungen ein Arousal im EEG zuordnen kann.

Lange Schlafzeiten gepaart mit unfreiwilligem Einschlafen am Tage und schwerer Erweckbarkeit am Morgen lassen an eine idiopathische Hypersomnie oder Narkolepsie denken, zwei Formen der Hypersomnie, der pathologischen Schläfrigkeit. Eintrittsalter ist meist die Pubertät und das frühe Erwachsenenalter. Schläfrigkeit gehört hier zu den Hauptsymptomen der Erkrankung.

> **Merke**
>
> Bei Tagesschläfrigkeit sind zunächst Schlafstörungen abzuklären und erst nach deren Ausschluss andere mögliche Ursachen. Je ausgeprägter eine Schlafapnoe, desto ausgeprägter die Schläfrigkeit vor allem bei Frauen.

Ansonsten kann die Schläfrigkeit auch mit allen anderen Schlafstörungen assoziiert sein, sofern sie die Qualität des Schlafes beträchtlich beeinflussen. Dominierend bei den anderen Schlafstörungen, zu denen die Schlaf-Wach-Rhythmus-Störungen und die Insomnie gehören, ist aber eher Tagesmüdigkeit und nicht Schläfrigkeit. Die schwere Insomnie ist dabei die einzige Schlafstörung, die kaum mit Schläfrigkeit, sondern mit ausgeprägter Müdigkeit (und Erschöpfung) einhergeht. Patienten mit einer ausgeprägten Insomnie schlafen zwar nachts extrem schlecht und/oder kurz, sind auch den ganzen Tag über müde, können aber, selbst wenn die Gelegenheit und die Zeit vorhanden sind, tagsüber nicht einschlafen. Genau dieser Widerspruch scheint auch ein typisches Merkmal für die Schwere einer Insomnie zu sein.

Der nicht erholsame Schlaf

Mit nicht erholsamem Schlaf ist eine Art von Schlaf gemeint, bei dem eine Person das Gefühl hat, nicht ausgeruht oder erfrischt zu sein.

Überwiegt ein nichterholsamer Schlaf ohne beeinträchtigende Müdigkeit oder Schläfrigkeit, dann kommen alle bereits genannten Ursachen in Betracht. Aus schlafmedizinischer Sicht liegen meist eine kurze Schlafdauer oder ein qualitativ nicht effektiver Schlaf vor. Zumindest sind diese beiden möglichen Ursachen abzuklären, was mit einer Messung der Schlafqualität machbar ist. Eine erste Schätzung mit Schlaf-Apps oder Wearables ist möglich, aber derzeit noch nicht geeignet, die Schlafstadien verlässlich zu ermitteln. Daher braucht es eine ambulante Schlafmessung (Einkanal-EEG oder Mehrkanal-Aufzeichnung mit EEG und ggf. EOG und EMG). EEG steht für »Elektroenzephalogramm«, Messung der Hirnströme, EOG für »Elektrookulogramm«, Messung der Augenbewegungen, und EMG für »Elektromyogramm«, Messung des Muskeltonus.

Stehen diese Methoden nicht zur Verfügung oder werden von den Krankenkassen nicht vergütet, dann kann eine Untersuchung im Schlaflabor indiziert sein. Diese ist meist ohnehin notwendig, wenn die oben genannten Schlafstörungen abzuklären sind.

Schlafapnoe in Kombination mit anderen Erkrankungen

Die Schlafapnoe kommt nicht zwingend allein – es gibt eine Reihe von Erkrankungen, die mit ihr im »Doppelpack« auftreten.

OSA und RLS

Neben der Insomnie und der obstruktiven Schlafapnoe (OSA) ist das Restless-Legs-Syndrom (RLS) die dritthäufigste Schlafstörung. Daher wundert es nicht, dass Patienten mit einer OSA zusätzlich unruhige Beine haben können. Noch häufiger scheinen periodische Beinbewegungen im Schlaf (PLM) zu sein. Während das RLS eine Erkrankung ist, die die Betroffenen selbst diagnostizieren können, braucht es für die PLM die Schlaflabor-Untersuchung.

Das RLS wird bestimmt durch vier Hauptsymptome:

- auftretende Unruhe
- Kribbeln
- Schmerzen in den unteren, seltener den oberen Extremitäten, vornehmlich in den Abendstunden und in Ruhesituationen (Konzert, vor dem TV, beim Schlafenlegen)
- Die Symptome verschwinden, wenn man aufsteht und sich bewegt.

Die periodischen Beinbewegungen im Schlaf (PLM) haben mit den oben genannten Beschwerden nichts zu tun. Sie treten rhythmisch im Schlaf auf, im Abstand von 5 bis 90 Sekunden und für eine Dauer von jeweils 2 Sekunden. Wenn diese Beinbewegungen bzw. Muskelzuckungen mindestens 15-mal in der Stunde auftreten, wird die Diagnose »periodische Beinbewegungen« gestellt.

Das RLS führt meist zu Einschlafproblemen, seltener auch zu Durchschlafstörungen. Die periodischen Beinbewegungen können Durchschlafstörungen verursachen und stören die Schlafqualität genau dann, wenn jede Zuckung, z. B. des Muskels am Unterschenkel, den Schlaf kurz stört, ähnlich dem Arousal (Weckreiz) nach einer Apnoe. Nur die Beinbewegungen mit einem solchen Weckreiz werden als klinisch relevant gezählt. Treten mehr als 10 pro Stunde Schlaf auf und ist der Schlaf daher gestört, lautet die Diagnose »PLM-Erkrankung« (PLMD). Eine solche Erkrankung kann, wie bereits erwähnt, im Schlaflabor festgestellt oder auch ausgeschlossen werden. Da Beinbewegungen relativ häufig auftreten, fragen Sie nach einem Schlaflaboraufenthalt auch immer danach, ob solche aufgetreten sind und, wenn ja, mit oder ohne Arousal.

Eine PLMD (periodic leg movement disease) sollte und kann behandelt werden. Das gilt auch für das RLS, wenn es das Einschlafen oder Durchschlafen stört. Therapie der Wahl ist die Eisensubstitution bei ursächlichem Eisenmangel oder die Einnahme eines Medikaments, eines Dopamin-Agonisten, als Tablette oder Spray oder Pflaster oder die Einnahme einer herkömmlichen Dopamin-Tablette. Ziel der Behandlung bei Betroffenen mit dieser Kombination von Schlaferkrankungen (OSA plus RLS oder PLMD) ist ein erholsamer Schlaf mit Tablette und Maske auf der Nase oder Schiene im Mund. Eine neue Therapieform ist die transkutane (Elektroden auf der Haut) nächtliche Stimulation der Beinmuskulatur, die in Deutschland aber noch nicht zur Verfügung steht.

Merke

Bei der Kombination Schlafapnoe und RLS/PLMD sind beide Erkrankungen zu behandeln.

COMISA

Ein neuer Begriff in der Schlafapnoe-Medizin ist COMISA (»Co-Morbid Insomnia and Sleep Apnea«), die Schlafapnoe mit begleitender Insomnie; heute wissen wir, dass sie zirka 30 bis 40 Prozent der Schlafapnoe-Patienten betrifft. Die Häufigkeit einer Insomnie jeglicher Form, einer Einschlafstörung, einer Durchschlafstörung oder des frühmorgendlichen Erwachens bei OSA-Betroffenen beträgt 38 %, 18 %, 42 %, und 21 %. Die Schlafapnoe allein stellt schon ein Gesundheitsrisiko dar, die Kombination mit einer Insomnie verstärkt dies noch. Das ist insbesondere für das Schlaganfall-Risiko nachgewiesen. Die Mortalität ist bei Schlafapnoikern mit einer Insomnie um 47 Prozent höher als bei denen ohne Insomnie.[8]

Stellen Sie sich vor, Sie haben eine Insomnie, können nicht ein- und oder durchschlafen und sollen jetzt auch noch die ganze Nacht eine Maske auf der Nase tragen. Das kann nicht gutgehen. Der mit einer Atmungstherapie behandelte Schlafapnoe-Patient mit Insomnie kann mit einer Maske meist erst recht nicht einschlafen. Personen mit Durchschlafstörungen wachen erst recht nach 3 bis 4 Stunden Schlaf auf, da die ersten Stunden Schlaf mit Atmungstherapie jetzt effektiver sind, mit mehr Tiefschlaf. Das Schlafdefizit wird schneller abgebaut und die Weckschwelle nach 2 Schlafzyklen, also nach 3 bis 4 Stunden, sinkt. Ist man einmal wach, ist ein Wiedereinschlafen mit Maske meist nicht möglich.

Ist eine Schlafapnoe zu therapieren und »nur« die Insomnie stört an der Durchführung einer effektiven Therapie, dann ist 1. zu überlegen, ob eine kognitive Verhaltenstherapie den Schlaf bessern kann. Wenn nicht, dann sollten 2. schlaffördernde Mittel zum Einsatz kommen, um den Schlaf zu verbessern und eine Mindestnutzungszeit von 4 bis 6 Stunden für die Atmungstherapie zu gewährleisten. Da die medikamentöse Insomnie-Therapie in Deutschland generell ein schlechtes Image hat, tun sich sowohl die Patienten als auch die Ärzteschaft zum Teil noch schwer, die Therapie mit einem Schlafmittel zu akzeptieren bzw. einzuleiten. Es ist aber der einzige Weg, um den Erfolg der Überdruckatmungs-Therapie (PAP – positive airway pressure) bei zusätzlicher ausgeprägter Insomnie zu sichern und eine adäquate Schlafqualität und Lebensqualität zu gewährleisten.

Eine Alternative zur nächtlichen Atmungstherapie wäre ggf. die Umstellung auf einen Unterkieferprotrusionsschiene, die den Unterkiefer streckt und so einer Verengung des Rachens entgegenwirkt, aber meinen Erfahrungen nach ist dieser Fremdkörper im Mund für Insomniker ebenso störend wie die Maske auf der Nase. So oder so sollte man bemüht sein, beide Schlafstörungen optimal zu behandeln. Ziel ist ein annähernd gesunder, ausreichender Schlaf, z. B. mit Hypnotika (Z-Präparate, Orexin-Blocker). Eine Schlaftablette hilft übrigens auch den Patienten, die berichten, sich nachts unbewusst die Maske von der Nase zu »reißen«, zumindest wenn ausgeschlossen ist, dass dies nicht wegen eines zu niedrigen oder zu hohen Drucks oder anderer Nebenwirkungen passiert. Das Abnehmen der Maske kann nämlich auch Ausdruck einer Verhaltensstörung im Schlaf sein, also automatischer Bewegungen im Tief- oder Traumschlaf. Kürzt man Tief- und Traumschlaf, z. B. mit Mela-

Merke

Bei der Kombination Schlafapnoe und Insomnie ist auch die Insomnie zu behandeln, auch mit dem Ziel, dass die Schlafapnoe-Therapie besser toleriert wird.

tonin, Psychopharmaka oder den alten Benzodiazepinen, dann kann dies dem Abnehmen der Maske entgegenwirken.

Schlaffördernde Mittel, welche die nächtliche Atmung nicht beeinflussen und daher eingenommen werden können, sind Pflanzenpräparate, Tryptophan, Melatonin, die sogenannten Z-Präparate (Zolpidem, Zopiclon, Eszopiclon) und das neue für eine Langzeittherapie zugelassene Daridorexant. Konsultieren Sie hierzu bitte auch Ihren Schlafmediziner.

OSA und andere chronische Erkrankungen

Es ist bekannt, dass eine chronische obstruktive Atemwegserkrankung (COPD) oder Asthma eine Schlafapnoe verstärken können und dass umgekehrt eine Schlafapnoe diese beiden Lungenerkrankungen negativ beeinflussen kann. Zumindest bei übergewichtigen und/oder müden COPD-Betroffenen oder Asthma-Erkrankten sollte eine Schlafapnoe abgeklärt werden. Eine solche Beziehung ist auch für die chronische Nierenerkrankung bekannt, die Niereninsuffizienz. Das Gleiche gilt für Herz-Kreislauf-Erkrankungen wie Herzschwäche (Herzinsuffizienz), Vorhofflimmern, Koronare Herzgefäßerkrankung, Adipositas und Bluthochdruck. Eine Ursache für Gefäßerkrankungen, die zu einem Herzinfarkt oder einem Schlaganfall führen können, ist die Atherosklerose. Auch sie tritt bei OSA-Patienten häufiger auf. Auch die Blutgerinnung leidet unter den nächtlichen Atmungsstörungen. Im nächsten Kapitel wird insbesondere auf diese und andere mögliche Langzeitauswirkungen der Schlafapnoe eingegangen.

Das Risiko der Schlafapnoe

Schlafapnoe beeinträchtigt nicht nur den Nachtschlaf und damit das Wohlbefinden. Sie kann auch weitreichende Folgen haben.

Was passiert, wenn man laut schnarcht und der Partner bzw. die Partnerin Atmungsstörungen beobachtet, man aber trotzdem nicht zum Arzt geht? Der natürliche Verlauf einer Schlafapnoe ist derart, dass das Ausmaß der Erkrankung mit der Zeit zunimmt. Man geht aktuell davon aus, dass der Apnoe-Hypopnoe-Index (AHI) pro Jahr um zirka 0,7 pro Stunde Schlaf ansteigt. Das ist nicht viel, aber es ist eine Zunahme, keine Abnahme, und über die Jahre summiert es sich.

Abwarten ist also nicht sinnvoll, es sei denn, man ist übergewichtig und befindet sich in einem strengen Abnehmprogramm oder hat sich im Rachen operieren lassen und hofft auf einen positiven Effekt. Je jünger die Betroffenen, desto größer sind die Langzeitrisiken einer Schlafapnoe, wie wir heute wissen. Eine ausgeprägte Schlafapnoe mit 50 hat ein höheres Herz-Kreislauf-Risiko als die Schlafapnoe mit 70.

Herz-Kreislauf-Erkrankungen

Bei vielen Betroffenen sind die nächtlichen Atmungsstörungen Auslöser für begleitende Herz-Kreislauf-Schwankungen, denn während einer Apnoe/Hypopnoe sinken Puls und Blutdruck, während des Wiederdurchatmens steigen sie. Diese mehr oder weniger stark ausgeprägten Schwankungen sind nicht gesund. Stellen Sie sich vor, ein Betroffener hat 60 Atmungsstörungen pro Stunde Schlaf. Im schlimmsten Fall bedeutet dies: Jede

Minute steigen und fallen Blutdruck bzw. Puls im Takt der Atmungsstörung. Geht dies fast die gesamte Nacht, dann ist das Herz in einer Art Dauerbelastung. Da helfen meist auch keine Blutdruckmittel.

Aus diesem Grund sind nächtliche Atmungsstörungen die häufigste Ursache für einen nachts nicht abfallenden Blutdruck, das sogenannte Non-Dipping. Wenn man jetzt noch berücksichtigt, dass der nächtliche systolische Blutdruckwert, also der erste Wert der Blutdruckangabe, sehr wichtig für das allgemeine Herz-Kreislauf-Risiko ist, wichtiger als der Tagesblutdruck, dann wird klar, warum die Schlafapnoe nicht nur abgeklärt, sondern auch therapiert gehört. Hat man nachts nicht nur einen erhöhten Blutdruck, sondern auch noch einen erhöhten Puls, dann steigt das Risiko noch einmal. Zirka 5 bis 18 Prozent der Bluthochdruck-Patienten haben eine resistenten (nicht optimal medikamentös einstellbaren Bluthochdruck) und mehr als 90 % der Männer und 65 % der Frauen mit resistentem Bluthochdruck haben einen AHI von mehr als 5 bis 10 pro Stunden Schlaf, also eine Schlafapnoe. Vor allem wenn sich der nächtliche systolische Wert mit Medikamenten nicht optimal verbessern lässt, ist zwingend an eine Schlafapnoe zu denken.

Das durch eine Schlafapnoe mögliche Tiefschlaf-Defizit ist ebenfalls relevant, denn es erhöht, besonders im Alter, die Wahrscheinlichkeit der Entwicklung eines Bluthochdrucks. 1,5 Stunden weniger nächtlicher Schlaf für 8 Tage lassen den Blutdruck um 2 mmHg ansteigen, was einen Anstieg der Mortalität um 7 Prozent bedeutet. Nur 6 bis 8 Stunden Schlaf lassen den Nüchtern-Blutzucker um 6 Prozent, die zentrale Adipositas um 12 Prozent und den Blutdruck um 8 Prozent ansteigen. Daher haben Insomniker oder Schlafapnoe-Betroffene mit einem gestörten Schlaf ein um 23 Prozent erhöhtes kardiovaskuläres Risiko. Das ist beträchtlich.

Bei Schlafapnoikern steigt auch die Wahrscheinlichkeit für die Ausprägung einer Herzrhythmusstörung. Für das immer wiederkehrende Vorhofflimmern zum Beispiel ist die Schlafapnoe der stärkste Trigger. Daher sollte vor einer Therapie des Vorhofflimmerns immer erst die Schlafapnoe, wenn vorhanden, therapiert werden. Die Therapie von Vorhofflimmern besteht unter anderem in einer elektrischen Kardioversion, einer Elektroschock-Behandlung, die unter Kurznarkose erfolgt. Diese Behandlung ist meist effektiv – hat man jedoch eine Schlafapnoe, dann liegt die Erfolgswahrscheinlichkeit nur bei etwa 50 Prozent. Daher gilt: Erst die Schlafapnoe behandeln und sich erst danach »schocken lassen«. Sollten Sie an mit Vorhofflimmern leiden, fragen Sie dazu Ihren behandelnden Kardiologen.

Erhöhte Mortalität bei Schlafapnoe

Das Herz-Kreislauf-Risiko ist wesentlich dafür verantwortlich, dass Betroffene mit einer Schlafapnoe ein erhöhtes Mortalitätsrisiko haben. Die Lebenserwartung ist damit geringer. Dieses Herz-Kreislauf-Risiko ist für Betroffene mit einer ausgeprägten Schlafapnoe höher als für Raucherinnen und Raucher mit mehr als 20 Zigaretten pro Tag. Hat man einen AHI von mehr als 15 pro Stunde Schlaf, dann verfünffacht sich das Sterberisiko, und zirka 46 Prozent der Schlafapnoiker versterben nachts. Das Herz-Kreislauf-Risiko ist auch altersabhängig und besonders hoch für Schlafapnoe-Betroffene, die jünger als 60 Jahre sind.

Von den Patienten mit einer Herz-Kreislauf-Erkrankung hat zirka die Hälfte auch eine Schlafapnoe.[9] Nicht erkannte Schlafapnoiker sitzen also am ehesten in einer kardiologischen Praxis, nicht in der Lungenpraxis, obwohl sich viel mehr Lungenspezialisten als Kardiologen der Schlafapnoe widmen. Letztere wissen auch um diese Erkrankung, gehen ihr aber immer noch zu wenig nach, zumindest in den meisten Praxen und Kliniken. Immerhin haben 30 bis 83 Prozent der Bluthochdruck-Betroffenen eine Schlafapnoe, 38 bis 65 Prozent der Patienten mit einer koronaren Herzerkrankung, 57 bis 75 Prozent der Schlaganfall-Patienten, 12 bis 55 Prozent der Patienten mit einer Herzschwäche und 20 bis 50 Prozent aller von Herzrhythmusstörungen Betroffenen. Vielleicht ist dies auch der Grund, warum die American Heart Association seit 2022 den gesunden Schlaf als einen der 8 wichtigen Faktoren für die Herzgesundheit ausgerufen hat. Vorher waren es Jahrzehnte lang nur 7: Fitness, gesunde Ernährung, ein normaler Blutdruck, normale Fettwerte, kein Zucker, kein Übergewicht und kein Nikotin.

Sonstige Risiken

Der Schlaganfall ist ein weiteres Risiko der Schlafapnoe, vor allem für Ältere (über 70). Es freut mich als Schlafmediziner, dass seit 2022 die Schlafapnoe ein von der Deutschen Gesellschaft für Neurologie (DGN) anerkannter Risikofaktor für den Schlaganfall ist. Das war es aber noch nicht mit den Risiken: Schlafapnoe führt auch zu einer Insulin-Resistenz und damit zur Gefahr der Entwicklung eines Diabetes mellitus. Diabetes hat also nicht allein etwas mit Übergewicht zu tun.

Der kurze und/oder gestörte Schlaf ist ein weiterer Faktor, der ein Risiko darstellt und zum Diabetes beitragen kann, der ebenfalls zur Insulin-Resistenz führt.[10] Die Wahrscheinlichkeit, als schlechter Schläfer bzw. Insomniker einen Diabetes zu bekommen, ist um 27 Prozent höher als bei guten Schläfern. Die nächtlichen Atmungsstörungen können auch zu einem solchen schlechten, unterbrochenen Schlaf mit Tiefschlaf-Defizit führen. Gleiches gilt für das Restless-Legs-Syndrom (RLS) und die periodischen Beinbewegungen, welche bei Diabetikern auch häufig (zirka 43 Prozent) vorkommen und die ebenfalls den Schlaf stören können.

Der qualitativ schlechte (z. B. durch die Schlafunterbrechungen) bzw. zu kurze Schlaf führt u. a. auch zu einer Abnahme des nächtlichen Leptin (Sättigungshormon)- und zu einer Zunahme des Ghrelin (Hungerhormon)-Spiegels. Dies führt zu gesteigertem Appetit und Hunger. Schläft man 8 Tage lang jede Nacht 1,5 Stunden weniger als normal, dann werden täglich 500 kcal zusätzlich aufgenommen. Der Hunger ist auch durch den bei kürzerer Schlafdauer fehlenden Traumschlaf bedingt und er entsteht durch die Wachhormone Orexin und Cortisol und deren Einfluss auf das Nahrungsbelohnungssystem. Bei übergewichtigen (nicht bei normalgewichtigen) Diabetikern sinkt der Leptin-Spiegel übrigens auch ohne den schlechten und/oder kurzen Schlaf. Das Gefühl der Sättigung ist damit vermindert.

Eine Stunde weniger Schlaf pro Nacht als die normale persönliche Schlaflänge erhöht das Adipositas-Risiko um 10 Prozent, bei Männern mehr als bei Frauen. Chronischer Schlafmangel führt schließlich auch zu Abfall des Testosteronspiegels, was einen Diabetes zusätzlich fördert.

Liegt neben der Schlafapnoe und dem Diabetes auch noch eine Insomnie mit Melatonin-Mangel vor, was im Alter (über 55 Jahren) wahrscheinlich wird, dann verursacht der Mangel an diesem Schlafhormon zusätzlich eine Zunahme der Insulinausschüttung, des Körpergewichts, der freien Fettsäuren, der Glukose und der Lipide sowie eine Abnahme des Glukose-Verbrauchs im Muskelgewebe und von Adiponektin, was die Insulinwirkung verschlechtert. Daher sollten Diabetiker immer auch ihren Schlaf und die Atmung im Schlaf prüfen lassen. Auch dies ist in Deutschland noch keine Routine. Sollten Sie an Diabetes leiden, rate ich Ihnen zum Schlafapnoe-Check.

Das Krebsrisiko steigt ebenfalls bei bekannter Schlafapnoe, wie 2019 für Brustkrebs und 2021 für Hautkrebs (Melanom) nachgewiesen wurde. Grund dafür ist die Beeinträchtigung des Immunsystems, welches sich ja nachts während des gesunden Schlafes regenerieren möchte und dies bei Apnoikern nicht kann. Auch der nächtliche Sauerstoffmangel scheint eine Rolle zu spielen. Tumorgewebe lebt

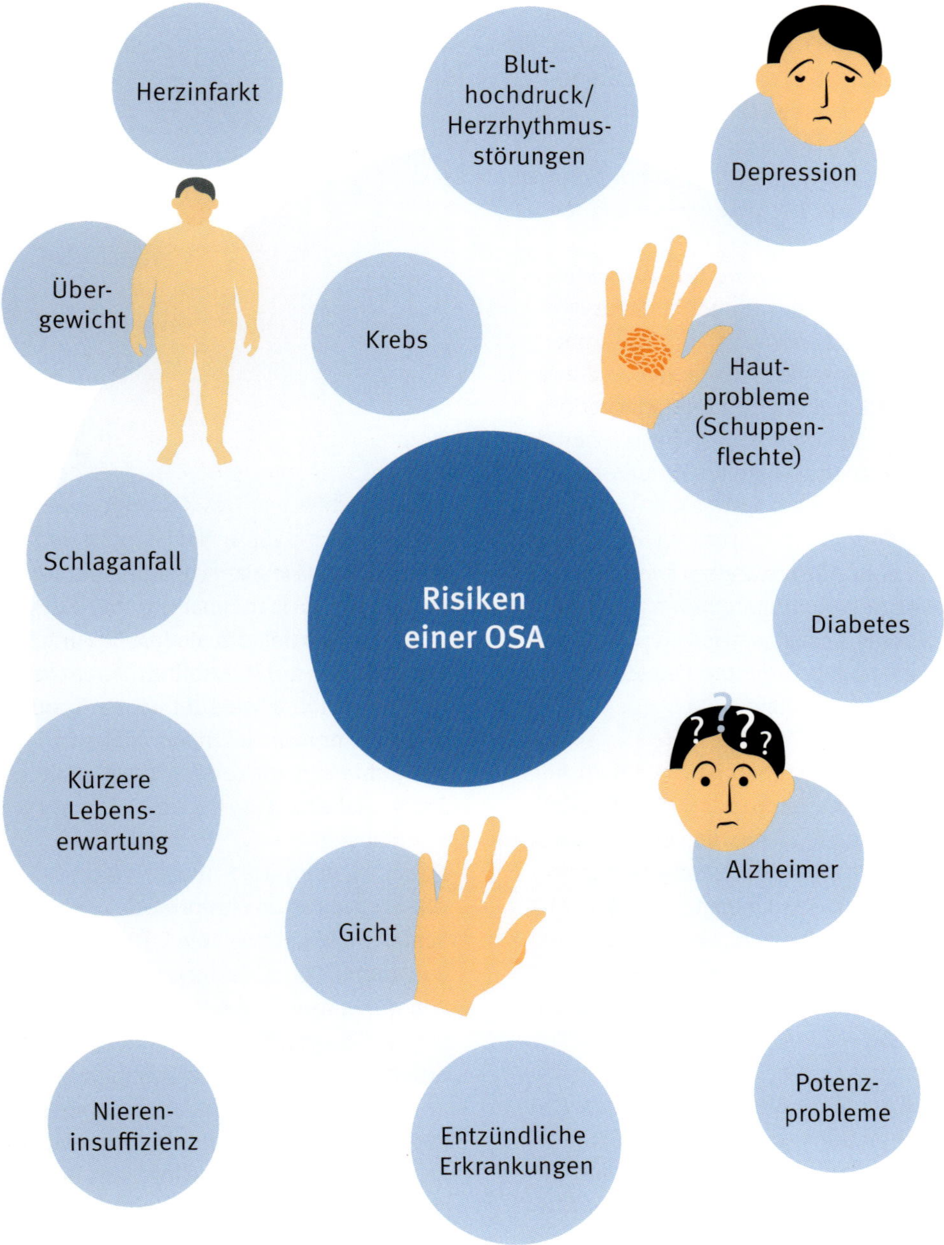
Herzinfarkt
Blut-
hochdruck/
Herzrhythmus-
störungen
Depression
Über-
gewicht
Krebs
Haut-
probleme
(Schuppen-
flechte)
Schlaganfall
Risiken
einer OSA
Diabetes
Kürzere
Lebens-
erwartung
Alzheimer
Gicht
Nieren-
insuffizienz
Entzündliche
Erkrankungen
Potenz-
probleme

Eine nicht behandelte OSA bringt ernstzunehmende gesundheitliche Risiken mit sich.

von der Neuentwicklung von Blutgefäßen, die die Tumorzellen mit Nährstoffen und Sauerstoff versorgen. Ein Sauerstoffmangel regt die Neubildung dieser Gefäße an, worüber sich jeder Tumor »freut«. Ein weiteres Argument für eine rechtzeitige Therapie der Schlafapnoe.

Aber es geht noch weiter: Die Schlafapnoe scheint für fast jedes Organsystem schädlich. So wurden auch Zusammenhänge zwischen Schlafapnoe und der Hauterkrankung Schuppenflechte (Psoriasis), Nierenschwäche (Insuffizienz), Glaukom und Demenzerkrankungen nachgewiesen. Es ist bekannt, dass ein erhöhter Schweregrad von Schlafapnoe mit dem Auftreten einer Demenz korreliert, vor allem im höheren Alter; man geht heute davon aus, dass 60 Prozent der Demenz-Patienten eine obstruktive Schlafapnoe haben.

In der Wissenschaft heißt es auch, bei Schlafapnoe altere das Hirn schneller (brain aging) – eine fürchterliche Vorstellung. Die allnächtlichen Sauerstoffabfälle kosten tatsächlich in einem gewissen Ausmaß Hirnzellen. Kurz gesagt: Eine Schlafapnoe kann dement machen, impotent, dick, krank, alt und schlecht gelaunt.

Und hat allein die Schläfrigkeit am Tage einen Einfluss auf das generelle Gesundheitsrisiko? Ja, hat sie. Schläfrige Patienten haben eine erhöhte Morbidität (Krankheitshäufigkeit) und Mortalität; das gilt im Übrigen nicht nur für die durch eine Schlafapnoe hervorgerufene Schläfrigkeit. Bei Herzinfarktpatienten, die eine erhöhte Schläfrigkeit am Tage zeigen, ist eine erhöhte Reinfarktrate nachgewiesen, im Vergleich zu den Nichtschläfrigen.

Daher ist allein das Symptom Tagesschläfrigkeit auch ohne eine bekannte Schlafapnoe nicht auf die leichte Schulter zu nehmen. Die sonstigen gesundheitlichen Folgen von Schläfrigkeit sind eine erhöhte Hospitalisationsrate und ein erhöhtes ambulantes Aufkommen in den ärztlichen Praxen. Nehmen Sie es deshalb ernst, wenn Sie oder Ihre Bekannten bzw. Kollegen unter einer chronischen Tagesschläfrigkeit leiden. Das ist nicht gesund!

Merke

Die nicht behandelte mittelgradig bis schwer ausgeprägte Schlafapnoe, insbesondere mit Tagesschläfrigkeit, führt zu einem erhöhten Herz-Kreislauf-Risiko und wirkt sich auch negativ auf die Lebenserwartung aus. Diabetes, Krebserkrankungen, entzündliche und psychische Erkrankungen sind weitere Risiken. Das Risiko ist zum Teil altersabhängig und ein zusätzliches Schlafdefizit potenziert es.

Weitere Aspekte

An dieser Stelle seien drei noch zu erwähnende Fakten rund um die Schlafapnoe genannt.

Körperlage

Als Erstes möchte ich die sogenannte Flüssigkeitsumverlagerung (fluid-shift) nennen. Wenn wir uns hinlegen, kommt es im Körper zu einer Umverlagerung von Flüssigkeit aus den unteren Extremitäten hin zu Brustkorb, Hals und Kopf. Patienten mit viel Flüssigkeit im Körper, zum Beispiel bei einer Herzschwäche oder einer Nierenschwäche, sind hier besonders gefährdet.

Im Liegen nimmt u. a. der Halsumfang zu. Da der Halsumfang bei adipösen Personen einer der die Schlafapnoe provozierenden Faktoren ist, wundert es nicht, dass im Liegen die Schlafapnoe auftritt und/oder zunimmt, anders als im Sitzen. Ich habe erst neulich wieder einen Patienten kennengelernt, der seit Jahren fast im Sitzen schläft, da er im Liegen keine Luft bekommt. Ursache sind einmal der hier erwähnte *Fluid-Shift*, aber auch die besonders in Rückenlage sich nach hinten verlagernde Zunge.

Eine geringe Hochlagerung des Oberkörpers kann sich daher positiv auf die Atmungsstörungen auswirken. Man darf aber auch davon ausgehen, dass die Schlafqualität leidet, je erhöhter der Oberkörper im Schlaf ist. Bisher gibt es keine konkreten Empfehlungen dafür, wie groß der Winkel einer Hochlagerung sein darf, um noch annähernd gut zu schlafen.[11]

Schwangerschaft

Schwangere können in ähnlicher Weise von einem *Fluid-Shift* betroffen sein und zusätzlich von den Auswirkungen eines Zwerchfellhochstandes durch den Druck des Fötus auf das Zwerchfell, vor allem im Liegen. Aus diesem Grund und auch wegen der hormonellen Umstellung treten bei Schwangeren vermehrt Atmungsstörungen auf. Abhängig vom Monat und von der Schlafapnoe-Messmethode sind Häufigkeiten von 3 bis 27 Prozent publiziert. Im ersten Trimester ist die Wahrscheinlichkeit noch gering (um die 10 Prozent), während sie im dritten Trimester auf fast 30 Prozent ansteigt. Den Atmungsstörungen gering entgegen wirken übrigens die erhöhte Atemfrequenz und die von Schwangeren bevorzugte Seitenlage im Schlaf.

Die Schlafapnoe stellt ein Risiko für Schwangere dar (Mortalität, Diabetes, Präeklampsie, Kaiserschnitt, Herzschwäche), aber auch für das noch ungeborene Kind, das bei Schlafapnoe-Schwangeren statistisch ein geringes Geburtsgewicht hat. Über sonstige Langzeitfolgen ist noch wenig bekannt.

Daher sollten eine vorbestehende Schlafapnoe unbedingt und eine sich in der Schwangerschaft entwickelnde

Schlafapnoe zumindest vorübergehend behandelt werden. Standardtherapie bei einer behandlungsbedürftigen Schlafapnoe (moderat/schwer oder tiefe Sauerstoffabfälle) ist die nächtliche Überdruckatmungstherapie, aber auch die Anpassung einer Protrusionsschiene kommt in Betracht. Es ist eine Frage des Komforts, der Effektivität, der Compliance und der Kosten. Für eine vorübergehende Schlafapnoe-Therapie gibt es in Deutschland bisher leider keinen praktischen Behandlungspfad, auch weil hierfür die Übernahme der Therapiekosten durch die Kostenträger/Versicherungsunternehmen nicht geklärt ist.

Covid-19

Dritter zu erwähnender Aspekt ist die Covid-Epidemie. Die kürzlich publizierte CORONADO-Studie (eine französische Studie zu Corona und Diabetes)[12] hat gezeigt, dass Diabetes-Patienten, die sich mit Covid-19 angesteckt hatten, einen schlechteren Krankheitsverlauf aufweisen, wenn sie ein bekanntes, therapiertes OSA haben. Die Schlafapnoe konnte in der Befragungsstudie als sicher angenommen werden, wenn die Befragten angaben, dass sie eine Therapie für die Schlafapnoe nutzen. Offensichtlich hat die (vor der Therapieeinleitung) bestehende Schlafapnoe mit ihren negativen Auswirkungen auf den Schlaf, das Immunsystem und den Metabolismus das Risiko der an COVID-erkrankten Diabetiker erhöht. Weitere unabhängige Risikofaktoren für einen schlechten Infektionsverlauf bei Diabetikern waren das Alter und Komplikationen der großen und kleinen Blutgefäße.

Da weltweit bisher nur 15 Prozent der potenziellen Schlafapnoe-Patienten erkannt und therapiert sind, kann man davon ausgehen, dass es in der CORONADO-Studie noch weit mehr Betroffene gab, die an Corona erkrankt sind und unwissentlich durch eine koexistente Schlafapnoe ein erhöhtes Risiko hatten.

Zu Beginn der Pandemie entstand zunächst eine Diskussion um die Beendigung der Überdruckatmungstherapie, da dabei aktiv Raumluft in die Lunge geblasen und dadurch die Erregerausbreitung begünstigt wird. Andererseits

Fazit

Das Hinlegen allein kann durch Flüssigkeitsverschiebungen eine Schlafapnoe provozieren, vor allem bei Betroffenen mit einer Herz- oder Nierenschwäche. Vor einer Schwangerschaft sollte eine Schlafapnoe zumindest dann abgeklärt und bei Bedarf therapiert werden, wenn man erblich vorbelastet ist, Müdigkeit und Schnarchen bzw. nächtliche Atmungsstörungen bereits bekannt sind oder ein Bluthochdruck vorliegt.

Merke

Ob Schwangerschaft, Herzschwäche mit Flüssigkeitseinlagerung, Covid oder andere akute oder chronische Erkrankungen: Eine Schlafapnoe ist bei Verdacht abzuklären und zu behandeln.

ist die nicht behandelte Schlafapnoe aber auch entzündungsfördernd, weswegen wir empfohlen haben, die Behandlung fortzuführen, insbesondere bei einer moderaten bis schweren Schlafapnoe mit Tagesschläfrigkeit. Eine Corona-Infektion hat übrigens statistisch einen etwas höheren Druck der nächtlichen Atmungstherapie gefordert. Dies ist bei 109 OSA-Patienten untersucht worden, die eine Infektion durchgemacht haben. Sollten Sie also eine Lungenentzündung, welcher Art auch immer, oder eine Corona-Infektion durchmachen, dann lassen Sie danach auch die Effektivität Ihrer Schlafapnoe-Therapie prüfen, egal ob mit Maske oder mit einer Schiene behandelt.[13]

Nach einer COVID-19-Erkrankung kann sich übrigens eine Lungenfibrose ausgebildet haben, die ihrerseits das Ausmaß einer Schlafapnoe negativ beeinflussen kann. Daher ist nach einer Infektion und ggf. Entlassung aus dem Krankenhaus auch ein Schlafapnoe-Monitoring zum Screening der Schlafapnoe sinnvoll.

Was die Schlafapnoe die Gesellschaft kostet

Schlafapnoe betrifft nicht nur die Einzelperson – die gesamtgesellschaftlichen Kosten dieser Krankheit sind beträchtlich.

Die OSA verursacht direkte Kosten durch den Aufenthalt in einem Schlaflabor, durch die Versorgung mit einer Therapie und durch die Kosten des Herz-Kreislauf-Risikos mit möglicherweise kostenintensiven medizinischen bzw. intensivmedizinischen Maßnahmen.

Indirekte Kosten entstehen in Form von durch Müdigkeit verursachten Arbeitsausfällen und Unfällen auf der Arbeit, zu Hause oder im Verkehr. Bei Verkehrsunfällen potenziert sich der Kostenfaktor durch die Beteiligung Dritter. Zu den indirekten Kosten gehören auch Arbeitsunfähigkeit und Erwerbsunfähigkeit.

In Deutschland sind 11 Prozent der Unfälle wegen eingeschränkte Verkehrstüchtigkeit wegen Müdigkeit zurückzuführen. Im Jahr 2019 wurden durch Müdigkeit am Steuer insgesamt 2 037 Verkehrsunfälle mit 3 303 Verunglückten dokumentiert; davon 1 028 Schwerverletzte und 49 Getötete. Laut einer Umfrage des Deutschen Verkehrssicherheitsrats geben 26 Prozent aller deutschen Autofahrer an, bereits einmal am Steuer eingeschlafen zu sein.

Diese Art von Unfall nimmt im gesamten mittel- und westeuropäischen Raum jedoch ab. Ursache ist weniger die abnehmende Müdigkeit/Schläfrigkeit – die nimmt eher zu – als vielmehr die zunehmenden Alkohol- und Geschwindigkeitskontrollen und -Restriktionen, ein gesteigertes Gefahrenbewusstsein und moderne Autos mit Sicherheitsassistent und intelligenten Warnsystemen.

Seit 2016 gibt es eine europäische Direktive, die besagt, dass man müde kein Kraftfahrzeug führen darf.[14] Das ist auch in der Fahrerlaubnisverordnung (FeV) in Deutschland festgehalten (Anlage 4): »Liegt eine messbare auffällige Tagesschläfrigkeit vor, dürfen Betroffene nicht am Straßenverkehr teilnehmen.« [15]Besteht der Verdacht auf eine Schlafapnoe oder ist sie bekannt, muss der/die Betroffene alle 3 Jahre zu einer Kontrolluntersuchung. Als Berufskraftfahrer muss man dies jährlich dokumentieren. Was für ein Aufwand, der in der Tat nicht realisierbar ist! Man kann daher nur an die Vernunft der Betreffenden appellieren, sich in einer schlafmedizinischen Praxis vorzustellen, sobald sie bemerken, dass sie hinter dem Lenkrad gefährlich müde werden.

Es gibt aber auch Unfälle im sonstigen Arbeitsleben. Zu den Berufsunfällen wegen Müdigkeit gibt es gute Daten aus der Schweiz[16]. Eine Veröffentlichung von 2009 berichtet von 360 000 tödlichen Berufsunfällen jährlich und mehr als 960 000 verletzten Beschäftigten jeden Tag! In der Schweiz erhöhen Schlafprobleme das Risiko für einen Berufsunfall um 78 Prozent, in Deutschland sind es »nur« 63 Prozent. Katrin Uehli, Spezialistin für Betriebliches Gesundheitsmanagement in der Schweiz, hat herausgefunden, dass pro Jahr rund 290 Millionen Schweizer Franken für die Folgen von Berufsunfällen aufgewendet werden, die auf Schlafprobleme zurückzuführen sind.

Merke

Schlafstörungen inklusive der Schlafapnoe führen zu Arbeitsausfällen, Unfällen und Folgeerkrankungen und verursachen so beträchtliche Kosten.

Die Analyse der Berufsunfalldaten ergab auch, dass die bei Schlafproblemen häufigsten Unfallarten Stürze und Verletzungen des Bewegungsapparates sind. Eine ebenso große Rolle spielen Unfälle mit oder durch Werkzeuge/Maschinen. Auch nicht zu unterschätzen sind Unfälle, die bei Tätigkeiten passieren, die routinemäßig erledigt werden, wie Aufräumen, Putzen oder einfaches Gehen.

Beispielgebend für andere Länder soll hier auch ein Report aus Australien Erwähnung finden, der eine Kostenanalyse für die drei häufigen Schlafstörungen Insomnie, OSA und RLS vorstellt: Im Bericht »Re-awakening Australia« von Deloitte Access Economics aus dem Jahr 2010[17] wurden diese Kosten für Australien auf 36,4 Milliarden Australische Dollar (AUD) geschätzt. Die aktualisierte Schätzung aus dem Jahr 2021 ermöglicht einen Vergleich mit anderen neueren Berichten, in denen die Kosten für unzureichenden Schlaf und die Kosteneffektivität von CPAP (Continuous Positive Airway Pressure) für Menschen mit obstruktiver Schlafapnoe (OSA) geschätzt werden.

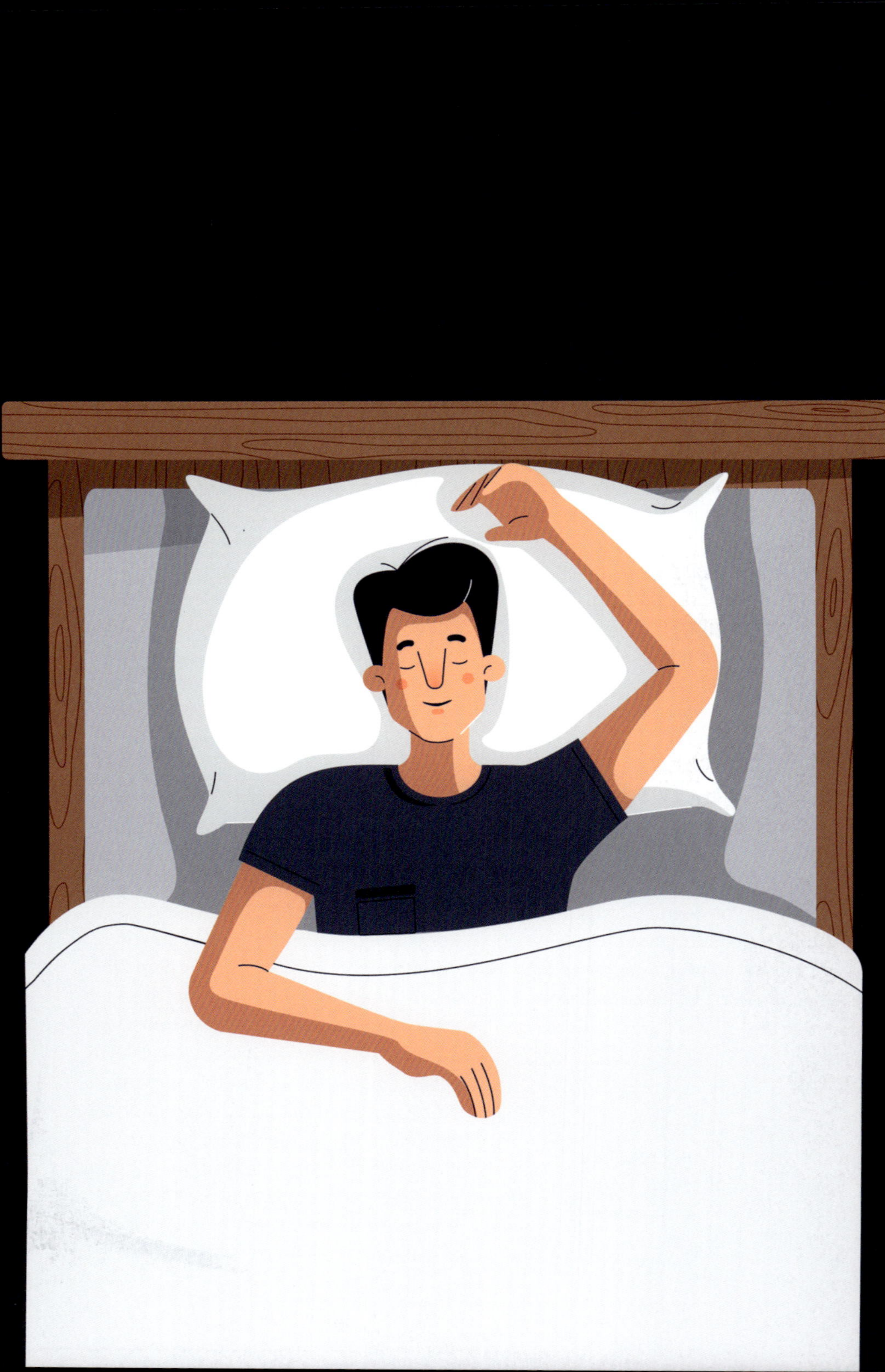

Diagnostik und Therapie

Der Verdacht auf Schlafapnoe steht im Raum – wie erfolgt nun die konkrete Diagnose? Und welche Therapiemöglichkeiten gibt es?

Diagnostik der Schlafapnoe

Wie wird eine Schlafapnoe konkret diagnostiziert? Sehen wir uns die konkreten Maßnahmen an.

Ein generelles Screening für Schlafapnoe, ähnlich der Routine-Blutdruckmessung oder der Bestimmung des Blutzuckers, wird im Moment von der US Preventive Services Task Force, Vorreiter auf dem Gebiet der Schlafmedizin und Schlafforschung, nicht empfohlen.[18] Nicht weil die Erkrankung zu selten auftritt, im Gegenteil. Nein, weil schlichtweg der wissenschaftliche Nachweis fehlt, dass ein Screening ökonomisch und medizinisch sinnvoll ist. Dafür wäre der Nachweis nötig, dass dadurch Krankheitskosten und indirekte Kosten (Arbeitsunfähigkeit, Unfälle etc.) abnehmen und die Betroffenen von einer rechtzeitigen Erkennung und Behandlung profitieren. Das ist im Einzelfall der Fall, aber eben gerade was die Behandlung betrifft, im Allgemeinen noch nicht erwiesen. Es fehlen einfach die großen Verlaufsstudien dazu. Dennoch wäre ein solches Screening aus meiner Sicht sinnvoll, und zwar zum Filtern von potenziell Betroffenen in Schwerpunktambulanzen für Adipöse, für schwere Bluthochdruckfälle, für Betroffene mit episodenhaftem Vorhofflimmern, für COPD-Patienten, für Diabetiker, für Schlaganfall-Patienten und für Demenzkranke.

Grundlegende Anamnese

Zur Diagnostik von Schlafbezogenen Atmungsstörungen gehört zunächst die Anamnese: die Befragung der Betroffenen durch Ärztin bzw. Arzt und das Ausfüllen von Fragebögen zur Tagesschläfrigkeit (ESS – Epworth Sleepiness Scale) und zu

Was bedeutet welches Fragebogen-Ergebnis?

Der **Epworth Score** ist ein Fragebogen zur Tagesschläfrigkeit. Ist der Summenscore der Antworten auf die 8 Fragen größer oder gleich 10, liegt eine auffällige Tageschläfrigkeit vor, die schlafmedizinisch abgeklärt gehört. Ein Score unter 8 ist normal. Dazwischen liegt eine Grauzone. Unter einer eingeleiteten Therapie sollte sich bei vorbestehender Tagesschläfrigkeit dieser Score um mindestens 3 bis 4 Punkte verringern. Mit einem Epworth Score von mindestens 10 sollte man übrigens auch kein Fahrzeug mehr führen. Für eine fundierte Dokumentation der Besserung von Schläfrigkeit unter Therapie reicht dieser Fragebogen aber nicht aus, zumindest nicht für die Wiedererlangung der Fahrtüchtigkeit. Hierfür braucht man den Befund von einem objektiven Wachhaltetest (MWT) im Schlaflabor. Später in diesem Kapitel mehr dazu.

Der **Stop-Bang-Fragebogen** behandelt die Symptome der Schlafapnoe und ist auffällig ab einem Score von 3. Bei 3 oder mehr Punkten besteht eine hohe Wahrscheinlichkeit für das Vorliegen einer obstruktiven Schlafapnoe. »Stop Bang« steht übrigens für:

- Schnarchen (Snoring)
- Müdigkeit (Tiredness)
- beobachtete Atempausen (observed apneas)
- hoher Blutdruck (Pressure)
- Body-Mass-Index
- Alter (Age)
- Halsumfang (Neck)
- Geschlecht (Gender)

bestimmten Symptomen der Schlafapnoe (z. B. Stop-Bang-Fragebogen). Dies sind zwei der Standardfragebögen, die jeder, der sich in unserer Schlafambulanz vorstellt, ausfüllen muss. Gegebenenfalls werden diese beiden Fragebögen ergänzt durch weitere Fragebögen zu Depression, Chronotyp, Schlafqualität, Lebensqualität und anderen Schlafstörungen, insbesondere zur Insomnie und zum Restless-Legs-Syndrom, den unruhigen Beinen am Abend bzw. nachts.

Die weiterführende klinische Untersuchung beinhaltet die Inspektion der oberen Atemwege. Dazu gehört die Beurteilung der Nasenatmung, der Zungenlage, der Größe der Mandeln, der Form des Gaumensegels und der Lage des Unterkiefers im Verhältnis zum Oberkiefer. Die Enge im Rachenbereich und ein zurückverlagerter Unterkiefer (Retrognathie) sind wesentliche anatomische Besonderheiten, die eine Schlafapnoe begünstigen.

Selbsttest

Wie eng es im Rachen ist, lässt sich ganz einfach selbst testen. Stellen Sie sich vor einen Spiegel, öffnen Sie Ihren Mund bei normaler Zungenlage und beleuchten Sie den Rachen mit einer Lampe. Sehen Sie im Hintergrund Ihr Gaumensegel mit Zäpfchen, dann haben Sie einen eher weiten, nicht engen Rachen ①. Sehen Sie Ihre Gaumenmandeln, dann sind diese vergrößert. Sehen Sie jedoch nur die Zunge und den harten Gaumen und es ist kein Gaumensegel sichtbar, dann ist es im Rachen schon im Wachzustand extrem eng ②. Und je höher die Zungenlage und je enger damit der Rachen und/oder je größer die Mandeln, desto wahrscheinlicher ist eine Schlafapnoe.

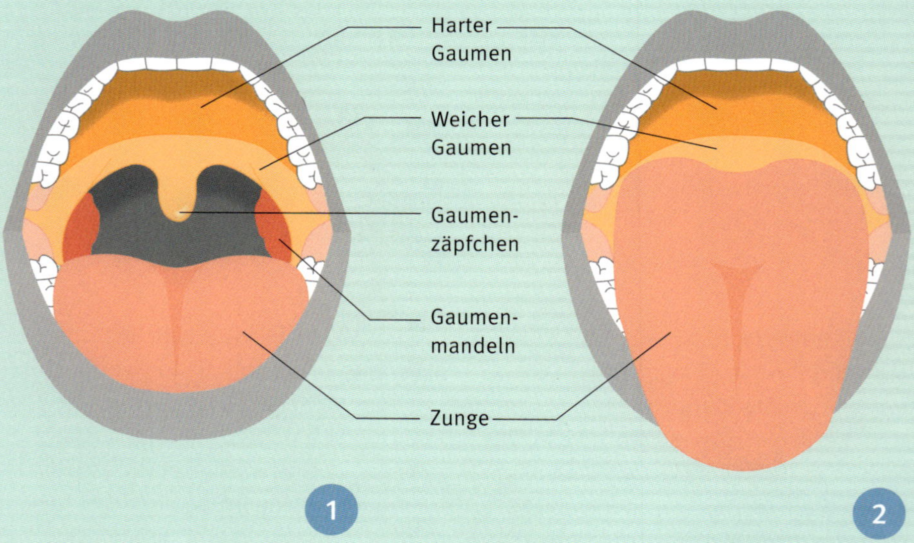

Zusätzlich können im Rahmen der Diagnostik der Halsumfang, Brust- und Hüftumfang, Körperfettanteil, Gewicht und Größe und weitere Merkmale gemessen und bestimmt werden. Auf eine Schlafapnoe hinweisende Blutwerte sind nicht bekannt, daher erfolgt in der klinischen Praxis bisher (noch) keine Blutentnahme.

Weitere klinische Untersuchungen sind nur notwendig, wenn ein Zusammenhang mit der Schlafapnoe vermutet wird. Dazu gehören ein Lungenfunktionstest, ein EKG, die 24-Stunden-Blutdruckmessung, ein Röntgenbild vom Brustkorb und/oder Schädel und die Inspektion durch einen Hals-Nasen-Ohren-Arzt.

Zwingend erforderlich ist in Deutschland als nächster diagnostischer Schritt ein sogenanntes ambulantes (häusliches) Schlafapnoe-Monitoring zur Erfassung von Schnarchen, Nasen- und Brust-Bauchatmung, Puls, Sauerstoffsättigung und Körperlage (6-Kanal-Polygrafie). Diese 6-Kanal-Polygrafie ist in der Regel eine notwendige Untersuchung, da in Deutschland ein solches Monitoring zwingend notwendig ist, um Betroffene anschließend bei Bedarf überhaupt in einem Schlaflabor untersuchen zu können (BUB-Richtlinie[19], Bewertung ärztlicher Untersuchungs- und Behandlungsmethoden). Daher erhält in Deutschland bis heute jeder Patient mit Verdacht auf eine schlafbezogene Atmungsstörung ein solches häusliches Schlafapnoe-Monitoring mit einem 6-Kanal-Polygrafie (PG)-Messgerät. Das Gerät bekommen Betroffene in einer Facharztpraxis oder in einer speziellen Schlafambulanz, legen es sich zum Nachtschlaf an und bringen es am nächsten Tag zurück.

Bei Patienten mit eindeutiger Tagesschläfrigkeit und ohne den Schlaf beeinträchtigende andere Erkrankungen sowie einem ausgeprägten Schweregrad der Schlafapnoe kann mit dieser häuslichen Messung bereits eine Diagnose gestellt und daraufhin eine Behandlung eingeleitet werden. In den meisten Fällen aber ist das ambulante Monitoring eine Voruntersuchung, mit der eine Schlafapnoe vermutet, nicht aber ausgeschlossen werden kann.

Wohin gehe ich für eine Schlafapnoe-Untersuchung?

Eine solche erste häusliche Messung kann durch Allgemeinmediziner, Internisten, Lungenfachärzte, Kardiologen, Neurologen, Psychiater und Psychotherapeuten, HNO-Ärzte und Kinderärzte erfolgen. Sie sollte durchgeführt werden, wenn man nicht mehr erholsam schläft oder laut schnarcht, nächtliche Atmungsstörungen beobachtet wurden oder ein nächtliches Herz-Kreislauf-Risiko vermutet wird oder man unter Tagesschläfrigkeit leidet. Besonders wichtig ist die Untersuchung für Berufskraftfahrer, Piloten, Fluglotsen, Kapitäne der Schifffahrt oder Lokführer, vor allem wenn sie tagsüber müde bzw. schläfrig sind.

Unabhängig von der Messmethode bedeuten mehr als 15 Atmungsstörungen pro Stunde (AHI 15 bis 30/Stunde) den Hinweis auf bzw. die Diagnose einer moderaten Schlafapnoe und mehr als 30 Atemstörungen pro Stunde den Hinweis auf bzw. die Diagnose einer schweren Schlafapnoe. Patienten beider Gruppen sind behandlungsbedürftig, und zwar aufgrund der Symptomatik, der nächtlichen Herz-Kreislauf-Schwankungen und/oder des nächtlichen Sauerstoffabfalls.

Wird in der häuslichen Messung eine gering ausgeprägte Schlafapnoe ohne Risiko und klinische Beschwerden festgestellt, muss dieser Befund zunächst nicht weiter abgeklärt oder therapiert werden. Die Diagnostik sollte alle ein bis zwei Jahre wiederholt werden. Alle anderen Betroffenen, bei denen die Diagnose mit der häuslichen Messung nicht eindeutig gestellt werden kann, gehören im nächsten Schritt in ein Schlaflabor. Dort erfolgt dann die sogenannte kardiorespiratorische Polysomnografie (PSG).

Diagnose in Abhängigkeit von Symptomatik, Komorbidität und Polygrafie-Befund und Indikationen für die Polysomnografie

Diagnose ohne Polysomnografie	Keine Schlafbezogene Atemstörung	Verdacht auf bzw. Schlafbezogene Atemstörung	Behandlungsbedürftige Schlafbezogene Atemstörung	Behandlungsbedürftige Schlafbezogene Atemstörung
Indikation für Polysomnografie	nein	ja	nein	ja
Symptomatik Schnarchen	ja	ja	ja	ja
Symptomatik Tagesschläfrigkeit/nicht erholsamer Schlaf	nein	ja/nein	ja	ja/nein
Komorbidität (Begleiterkrankungen)	nein	ja/nein	nein	ja
AHI aus der Polygrafie	‹5/h	5–30/h	›30/h	›30/h

Polysomnografie im Schlaflabor

Während der Nacht in einem Schlaflabor werden der ultradiane Rhythmus (Wechsel NON-/REM-Schlaf), die Schlafstadienverteilung, die Anzahl der Arousals (Weckreaktionen), die Zeit, die zum Einschlafen benötigt wird, die Schlaflänge sowie die Schlafeffizienz (Verhältnis Schlafzeit zu Bettzeit) ermittelt. Zusätzlich wird der Muskeltonus beurteilt, Bewegungsstörungen im Schlaf inklusive der Beinbewegungen detektiert, die Körperlage, Schnarchen, Bruxismus und Atmungsstörungen abgeklärt und mittels Videografie auch Parasomnien wie Schlafwandeln oder die Traumschlafverhaltensstörung festgestellt.

Bei Bedarf kann auch der Blutdruck, der Druck in der Speiseröhre, der Kohlendioxidpartialdruck im Blut oder auch die Potenz, die sich anhand der Erektionen im Traumschlaf nachweisen lässt, untersucht werden. Kommen Erektionen im Traumschlaf vor, ist der Betroffene organisch nicht impotent; ist dies nicht der Fall, auch nicht bei wiederholter Messung, ist das eine schlechte Nachricht und Betroffene sollten sich in einer urologischen Praxis vorstellen.

In der Polysomnographie (PSG) im Schlaflabor können die Atmungsstörungen besser bestimmt und vor allem den Schlafstadien zugeordnet werden. Das ist nicht nur für die Apnoen und Hypopnoen wichtig, vor allem, wenn sie periodisch über die Nacht verteilt auftreten, sondern vor allem bei Verdacht auf nächtliche Hypoventilationen bei Patienten mit extremem Übergewicht, mit einer chronischen Bronchitis, mit einer Herzinsuffizienz oder mit einer neuromuskulären Erkrankung. Zusätzlich werden die Art und Länge der Atmungsstörungen und das Ausmaß der nächtlichen Sauerstoffabfälle ermittelt. Die Auswertung erfolgt visuell durch erfahrene Somnologen/Schlafmediziner, die die Atmungsstörungen, Beinbewegungen, Herzrhythmusunregelmäßigkeiten, das Schnarchen, die Körperlage und die Schlafqualität separat, aber auch im Zusammenspiel beurteilen. In unserem Schlafzentrum ist es erfahrenes medizinisch-technisches Personal. In anderen Schlaflaboren sind es speziell ausgebildete Pflegekräfte oder das ärztliche Personal.

Ein erhöhtes Risiko liegt dann vor, wenn man eine mittelgradige bis schwere Schlafapnoe und/oder tiefe Sauerstoffabfälle hat, wenn die Schlafapnoe mit einer erhöhten Tagesschläfrigkeit einhergeht oder sie Vorhofflimmern oder einen nächtlichen Bluthochdruck provoziert. In diesen Fällen und bei geringgradiger Schlafapnoe mit ausgeprägter Tagesschläfrigkeit wird eine Therapie empfohlen und eingeleitet.

Bei geschätzt 50 bis 70 Prozent der in einer Schlafambulanz vorstelligen OSA-Patienten ist eine PSG-unterstütze

Differenzialdiagnostik im Schlaflabor notwendig. Jedoch gibt es eine Subgruppe mit moderater bis schwerer OSA, Tagesmüdigkeit und ohne eine den Schlaf bzw. die OSA-Therapie beeinflussende Komorbidität, bei denen die 6-Kanal-Polygrafie für eine Diagnostik ausreichend ist (siehe Tabelle Seite 64). Das sind zirka 20 bis 30 Prozent der Betroffenen. Das Einsparen der diagnostischen Polysomnografie im Schlaflabor spart Kosten und Wartezeit für die Patienten und ist heute bereits gängige Praxis, die jedoch ausschließlich den Spezialisten vorbehalten sein sollte. Ohne Diagnostik im Schlaflabor werden in der Schlafmedizin auch viele Patienten mit einer Insomnie oder mit einer Schlaf-Wach-Rhythmus-Störung betreut.

Sonstige Indikationen für Diagnostik im Schlaflabor

Ins Schlaflabor gehören neben den ausgewählten Schlafapnoe-Patienten auch alle Betroffenen mit Verdacht auf nicht obstruktive Atmungsstörungen, eine Parasomnie (Schlafwandeln, Traumschlafverhaltensstörung, Pavor nocturnus), Hypersomnie und/oder Bewegungsstörungen im Schlaf (PLMD).

Sonstige Untersuchungen

Bei extremer Tagesschläfrigkeit, insbesondere bei den bereits genannten Risikoberufsgruppen (u. a. Berufskraftfahrer) gehört zur Untersuchung im Schlaflabor auch die Durchführung eines Tagesmüdigkeitstests oder Wachbleibetests. Dabei muss man sich insgesamt fünfmal alle 2 Stunden für 20 Minuten hinlegen und darf schlafen (Müdigkeitstest) oder man verweilt insgesamt viermal alle 2 Stunden für je 40 Minuten halbsitzend und darf nicht schlafen (Wachbleibetest, MWT). Diese Untersuchungen finden in einem abgedunkelten Raum in monotoner Stille statt, also in extrem ermüdender Umgebung. Nachts gut schlafende Personen schlafen im Durchschnitt erst weit nach 10 Minuten ein, auffällig schläfrige Patienten im Durchschnitt bereits nach wenigen Minuten (im Durchschnitt der 4 bis 5 Tests in weniger als 8 Minuten). In solchen Fällen lautet die Diagnose Hypersomnie – pathologische Schläfrigkeit und der/die Betroffene wird man dann aufgeklärt, dass er/sie kein Kraftfahrzeug mehr führen sollte,

Was versteht man unter Komorbidität?

Unter Komorbidität versteht man das gleichzeitige Vorhandensein von zwei oder mehr medizinischen oder psychischen Störungen oder Erkrankungen bei einer einzelnen Person. Diese Erkrankungen können entweder miteinander in Verbindung stehen oder unabhängig voneinander auftreten.

zumindest nicht bis zur Einleitung einer Therapie, unter der dann auch die Tagesschläfrigkeit verschwinden sollte.

Andere Testverfahren wie die Pupillografie oder kognitive Leistungstests sind weniger aussagefähig. Ein subjektiver Selbsttest (Fragebogen) zur Schläfrigkeit ist die schon vorgestellte Epworth Sleepiness Scale (ESS). Für die Objektvierung von Müdigkeit gibt es im Gegensatz zur Schläfrigkeit kein Standardverfahren, sondern nur indirekte Messmethoden wie den Psychomotorvigilanztest (PVT) oder andere kognitive Leistungstests wie das Wiener Testsystem, die Mathwork Clock, das TAP-Verfahren u. a. Dabei handelt es sich um Aufmerksamkeits- und Geschicklichkeits-Tests, die indirekt auf Müdigkeit schließen lassen. Leider fehlen uns sowohl für die Müdigkeit als auch für die Schläfrigkeit verlässliche und einfach zu bestimmende Biomarker, also Parameter biologischer Prozesse im Körper, die messbar wären.

Weitere Diagnostikverfahren werden, wie bereits erwähnt, bei Bedarf angewendet. Dazu gehört insbesondere das Röntgenbild des Kopfes von der Seite aufgenommen, um die Lage von Ober- und Unterkiefer beurteilen zu können. Eine weitere Methode ist die Magnetresonanztomografie (MRT), um anatomische Besonderheiten der oberen Atemwege aufzudecken, oder Veränderungen im Gehirn (z.B. im linken Kleinhirn oder rechten Temporallappen), die auf die

Diagnostik für zu Hause – Apps und Wearables

Zur Vordiagnostik einer Schlafapnoe gehört heute auch die Nutzung diverser Apps und Wearables. Sie detektieren Schnarchgeräusche, die Atmung, den Sauerstoffgehalt im Blut, den Puls und/oder die Bewegungsaktivität.
Sie können gern derartige Hilfsmittel nutzen, sollten aber berücksichtigen, dass sich damit keine Diagnose stellen oder eine Atmungsstörung ausschließen lässt. Aber sie geben zumindest orientierende Auskunft über Schnarchen, Atmungsstörungen, Sauerstoffabfälle oder einen schlechten Schlaf. Ein bestimmtes Produkt lässt sich nicht empfehlen. Man kann einen Ring nutzen, ein Armband, einen Detektor unter der Matratze, ein Sonar-Gerät auf dem Nachttisch, eine Klebeelektrode auf dem Brustkorb oder am Kopf oder eben nur das Handy.
Immer öfter stellen sich in der Sprechstunde Patienten vor, die zu Hause schon einmal derartige Messmethoden angewendet haben. Wenn sie der Anlass sind, sich in der schlafmedizinischen Praxis vorzustellen, dann ist damit schon viel erreicht.

Merke

Zur Diagnostik gehören die Anamnese, spezielle Fragebögen, die häusliche 6-Kanal-Polygrafie und bei Bedarf noch die Polysomnografie im Schlaflabor. Für einen Selbsttest können die Anatomie (Abb. 3), Fragebögen und Wearables oder Apps im Smartphone genutzt werden. Im Blut lässt sich bisher kein spezifischer Marker nachweisen. Fakultativ ist die apparative Untersuchung von Kopf und/oder Brustkorb/Lunge.

kognitiven Defizite und die Schläfrigkeit von OSA-Patienten hinweisen könnten. Diese Verfahren sind wissenschaftlich untersucht, gehören aber bis heute noch nicht zur üblichen klinischen Praxis.

Bei einigen Patienten kommt die zusätzliche Vorstellung bei einem HNO-Arzt in Betracht, insbesondere, wenn die oberen Atemwege durch eine Rachenspiegelung (Pharyngoskopie oder Laryngoskopie) beurteilt werden sollen oder vor einer eventuellen Implantation eines Zungennervschrittmachers (Seite 86), eine der operativen Therapiemöglichkeiten. Die Spiegelung kommt auch in Betracht, wenn man zum Beispiel einen Kollaps der Epiglottis (Kehlkopfdeckel – ein flexibler, blattförmiger Knorpel, der sich am Eingang der Luftröhre (Trachea) befindet) oder Anomalien der Stimmlippen aufdecken möchte. Die Untersuchung vor einer Implantation des Schrittmachers heißt DISE (drug induced sleep endoscopy). Unter einer Kurznarkose wird im künstlich erzeugten Schlaf endoskopisch überprüft, wie sich von welchen Seiten und in welchem Ausmaß der Rachen im künstlich erzeugten Schlaf verengt.

Eine Blutentnahme gehört bisher nicht zur Diagnostik einer Schlafapnoe, da es, wie bereits erwähnt, einen spezifischen, auf eine Schlafapnoe hinweisenden Laborparameter (Biomarker) für die Schlafapnoe noch nicht gibt.

Therapie der obstruktiven Schlafapnoe – die PAP-Therapie

Die Schlafapnoe ist diagnostiziert – wie geht es jetzt weiter? Sehen wir uns zuerst den Klassiker unter den Therapiemöglichkeiten an.

Wer gehört einer Therapie zugeführt? Es sind die Menschen mit einer moderaten bis schweren Schlafapnoe und diejenigen, die, unabhängig vom Ausprägungsgrad der Schlafapnoe unter Tagesschläfrigkeit leiden und/oder ein kardiovaskuläres Risiko haben.

Und was ist mit denjenigen, die eine moderate bis schwere Schlafapnoe haben, aber vollkommen asymptomatisch sind und kein Herz-Kreislauf-Risiko haben, also ansonsten gesund sind? Hier sind sich die Expertinnen und Experten uneins. Wir klären unsere derart Betroffenen auf, dass ein AHI über 20 pro Stunde Schlaf therapiert werden sollte, einfach wegen des bekannten erhöhten Herz-Kreislauf-Risikos und der anderen bekannten Risiken.

Dasselbe gilt aus unserer Sicht für einen Index unter 20, wenn die Atmungsstörungen mit Sauerstoffabfällen bis unter 85 Prozent einhergehen. Die 85 Prozent sind eher empirisch und ein Resultat der eigenen Erfahrungen bzw. auch der Erkenntnis, dass das Ausmaß der nächtlichen Sauerstoffabfälle (auch »hypoxic burden« genannt) ein gefährlicheres Risiko sein kann als die Anzahl der Atmungsstörungen.

In den anderen Fällen kann abgewartet werden, es sollte dann jedoch eine jährliche ambulante Kontrolle erfolgen.

Wie sieht nun die Therapie aus? Ideal wäre natürlich eine Stimulierung bzw. Wiederbelebung der Nerven, die die Muskeln im Rachen aktivieren, bzw. der

Muskulatur selbst, vielleicht medikamentös oder mechanisch bzw. elektrisch oder magnetisch. Beides ist bis heute noch nicht möglich bzw. nicht einfach praktikabel (siehe Ausführungen zum Zungenschrittmacher).

Seit einigen Jahren gibt es Berichte über einen möglichen positiven Einfluss bestimmter Medikamente auf die nächtlichen Atmungsstörungen. Dazu gehören Medikamente, die auf die Atmungsregulation Einfluss nehmen, auf die Cannabinoid-Rezeptoren im Gehirn, auf die Schlaf-Wach-Rezeptoren, auf die Motoneurone, die Nerven, die die Muskeln im Rachen unmittelbar aktivieren, oder unmittelbar auf die Muskeln im Rachen. Wirklich vielversprechend oder praktikabel ist noch keiner der bisherigen Ansätze, aber es wird in Zukunft sicher Subgruppen von Betroffenen geben, die pharmakologisch oder alternativ behandelt werden können.

Ein anderer Ansatz ist ein wirksames Medikament zum Abnehmen, das durch den Gewichtsverlust die Atmungsstörungen mindert. Auch hierzu gibt es bereits erste wissenschaftliche Untersuchungen (mit Tirzepatide).

Eine weitere wirkungsvolle Alternative wäre ein spezifischer Nervenschrittmacher, allein es ist ein Problem, an die entsprechenden Nerven (Motoneurone) zu kommen, die gezielt die Rachenmuskulatur ansprechen. Ein Ansatz ist die Hypoglossus-Stimulation (Seite 87), die »nur« den Zungennerv stimuliert.

Nasenmaske: die Standardtherapie

Die Standardtherapie bei einer nächtlichen obstruktiven Atmungsstörung ist seit Mitte der 90er-Jahre die Überdruckatmung (positive airway pressure – PAP). Klassiker ist dabei die kontinuierliche Überdruckatmung (continuous PAP – CPAP), eine neuere Form ist die automatische Überdruckatmung (automatic PAP – APAP). Zur Grundausstattung des Geräts gehören der eigentliche Druckgenerator, ein Schlauch von diesem Generator zur Maske, die Maske und die

Voller Einsatz

Mein Lehrer Prof. Hermann Peter aus Marburg hat mir 1990 von einem älteren Pärchen erzählt. Die Frau hatte tatsächlich den sich unter einer Nasenmaske nicht schließen wollenden Mund ihres Ehemannes die ganze Nacht (im Schlaflabor) mit der Hand zugehalten! Nach einigen durchgemachten Nächten hatte sie offensichtlich den Reflex wieder reaktiviert und der Patient kam mit einer Nasenmaske jetzt gut zurecht, weil sich der Mund wieder schloss.

Maskenhalterung, das sogenannte Kopfband. Die den Atmungsdruck erzeugenden Geräte haben heute die Größe eines Bürotelefons, sind nicht sehr schwer und vor allem leise.

Bei der CPAP-Therapie bläst über eine Nasenmaske ein konstanter Druck mit zirka 7 bis 14 mbar in die Nase des Patienten. Diese Therapie funktioniert nur, weil sich der Mund dabei schließt – ein Reflex, wie wir wissen, der aber noch keinen Namen hat. Diesen gibt es nicht nur im Schlaf: Wenn Sie als Beifahrer/-in den Kopf aus dem Auto halten, gegen den Fahrtwind, dann werden Sie als Erstes den Mund schließen. Der entgegenkommende Luftstrom löst den Reflex aus. Es gibt nur wenige Betroffene, bei denen sich der Mund nicht schließt. Dies kommt vermehrt im

Eine kleine Auswahl aktuell verfügbarer Masken, die entweder direkt an den Nasenlöchern ansetzen (oben links und rechts), auf der Nase sitzen (unten rechts) oder Nase und Mund in die Überdruckatmung einbinden (unten links).

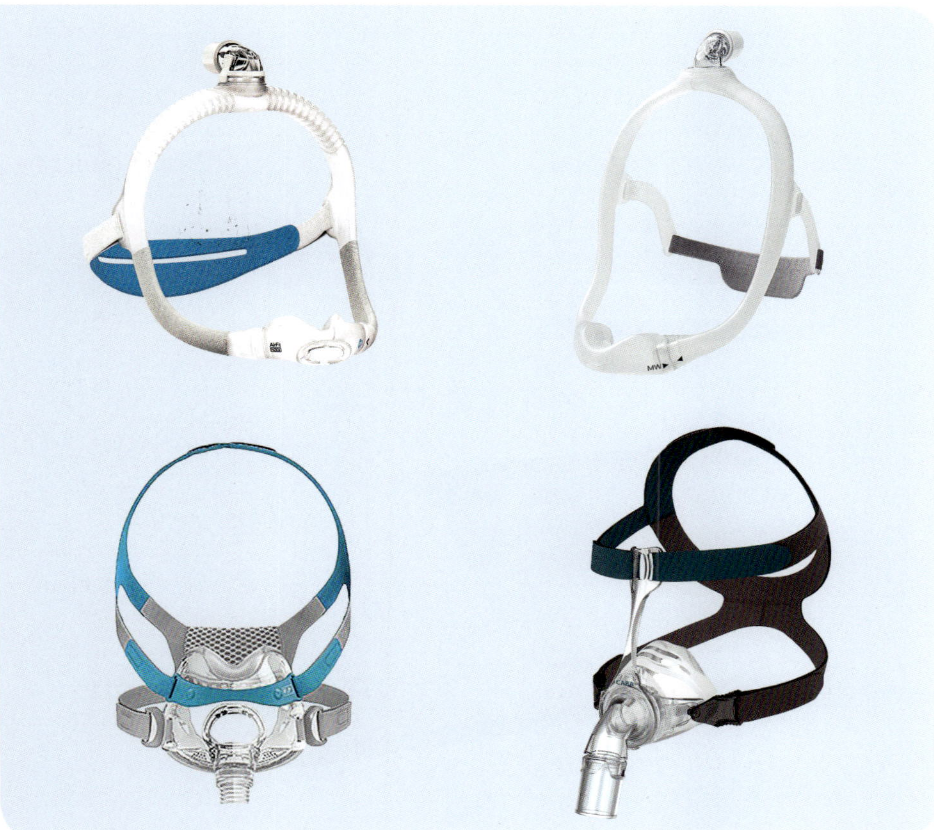

Alter vor. In diesem Fall kommt eine Nase-Mund-Maske, irrtümlicherweise auch Full-Face-Maske genannt, zum Einsatz.

Bei den Nasenmasken gibt es die verschiedensten Varianten: Maske auf dem Nasenrücken, nur auf der Nasenspitze oder eine Maske mit zwei Ausgängen direkt in die Nasenlöcher, die Nasal-Pillow-Masken (Nasenkissen-Masken). Es gibt fast für jedes Problem eine Maske, bis zur Ganzgesichtsmaske oder der individuell angefertigten Maske.

Die Maske wird auf die Nase (und ggf. den Mund) gesetzt und mit einem Kopfband fixiert. Durch die Maske wird Raumluft in die Nase/Lunge geblasen, gegen den Luftstrom muss man auch ausatmen. Das Einatmen ist also einfach,

Die drei in Deutschland am häufigsten verwendeten CPAP-Geräte. Sie unterscheiden sich in der Form, der Handhabung und nur gering hinsichtlich Geräuschkulisse, Druckkomfort und Performance.

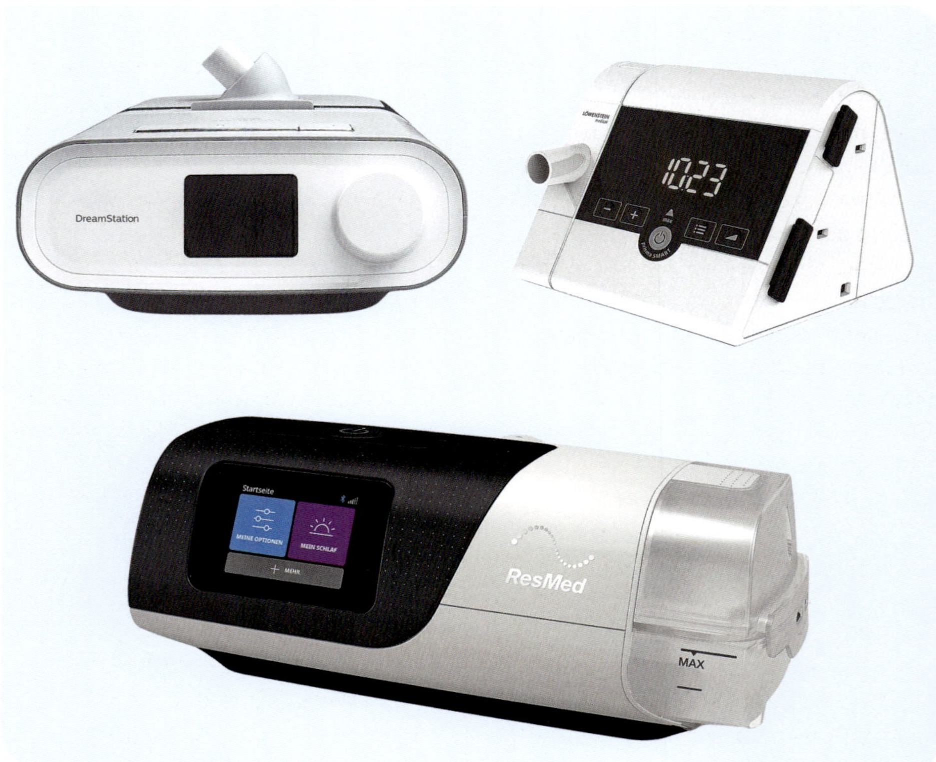

das Ausatmen etwas schwieriger und damit gewöhnungsbedürftig. Diese Form der Therapie verhindert den Kollaps der Atemwege durch den Aufbau eines konstant hohen Drucks im Rachen. Beim Atmen gegen den Druck entsteht auch ein Überdruck in der Lunge, aber eben auch im Rachen. Die entstehende Luftsäule im Rachen hält diesen offen. Ein Erschlaffen der Muskulatur kann nicht verhindert werden, wohl aber durch dieses mechanische Prinzip ein Kollaps der Muskulatur.

Im Schlaflabor wird der Druck während des Schlafes langsam angepasst und bei Bedarf erhöht. In der Regel reichen ein bis zwei Nächte unter Laborbedingungen aus, um den notwendigen Atmungsdruck, den passenden Beatmungsmodus und die passende Maske zu finden. Bei Patienten, bei denen sich der Mund nicht schließt oder die Probleme haben, gegen den Druck zu atmen, sind andere Beatmungsmodalitäten und die Anwendung intelligenterer Atmungsgeräte möglich und meist mehr Anpassungsnächte notwendig.

Eine erste Alternative zur bisherigen Standard-CPAP ist die APAP-Therapie (automatische Überdruckatmung). Sie ist geeignet für Schlafapnoe-Patienten, die lageabhängige Atmungsstörungen haben und daher keine konstant hohen Drucke benötigen. Bei diesem Modus ist der Druck beim Einschlafen und in Seitenlage niedrig. Dreht man sich auf den Rücken oder entwickelt im Traumschlaf mehr Atmungsstörungen, dann erhöht sich automatisch der Druck. Die PAP-Geräte haben heute alle einen internen Algorithmus, der Atmungsstörungen anhand der effektiven oder mangelnden Atmung mit der Maske und durch das Gerät erkennen kann. Es werden mehr und mehr Betroffene heute mit dem APAP-Modus versorgt, laut bisherigen Angaben sind es zirka 50 Prozent. Die andere Hälfte wird, zumindest in Europa, im altbewährten CPAP-Modus therapiert.[20]

BiLevel-Therapie

Wenn der Ausatemdruck zu hoch wird oder wenn sich zentrale Atmungsstörungen entwickeln, ist der nächste Atmungsmodus die BiLevel-Therapie. Dabei wird das Einatmen mit hohem Druck unterstützt, z. B. 12 bis 16 mbar, und beim Ausatmen ein geringerer Druck angeboten, zum Beispiel nur 6 bis 8 mbar. Das ist drucktechnisch für die Betroffenen angenehmer, kann aber atemtechnisch zum Problem werden: Erstens ist dafür meist eine Nasen-Mund-Maske notwendig und zweitens ein gutes Therapiegerät, welches schnell den Druck zwischen Ein- und Ausatmung umschaltet.

Sind auch damit zentrale Atmungsstörungen nicht behandelbar, dann erfolgt die Umstellung auf ein BiLevel-S/-T-Gerät. S steht für »spontan« und T für »timed« (getriggerte) Atmung. Dies bedeutet: Wenn die Betroffenen trotz

Überdruck nicht atmen, dann übernimmt die Maschine die Atmung und bläst mit einer bestimmten Frequenz (z. B. 12 bis 14 pro Minute) Luft mit hohem Druck in die Lunge und lässt sie mit niedrigerem Druck (z. B. 4 mbar) wieder heraus. Wenn Patient und Maschine gut zusammenpassen, kann das gut funktionieren. Ansonsten wachen Patienten nachts oft auf, weil sie das Gefühl haben, gegen die Maschine atmen zu wollen bzw. zu müssen.

Die Steigerungsform der BiLevel-S-/-T-Therapie ist die automatische BiLevel-Therapie, bei der die Maschine jeden Atemzug analysiert und daran angepasst den Einatemdruck oder den Ausatemdruck und die Differenz zwischen Einatem- und Ausatemdruck variieren kann. Der Arzt bzw. die Ärztin muss nur einige Grundeinstellungen eingeben und die Maschine passt sich an.

Meist wird diese Therapie bei Patienten nach einem Schlaganfall, bei dem auch das Atmungszentrum involviert ist, eingesetzt, bei Betroffenen mit neuromuskulären Erkrankungen wie Myasthenia gravis oder Muskeldystrophie sowie bei Personen mit einer Herzmuskelschwäche (Herzinsuffizienz) und eben bei Betroffenen, die mit den anderen, »leichteren« Atmungsmodi nicht zu behandeln waren.

Da diese Beatmungsgeräte nicht billig sind, sollten vorher die anderen Atmungs- bzw. Beatmungsmodi im Schlaflabor ausprobiert worden sein.

Wie erfolgt die Anpassung?

Vor dem Beginn einer Überdruckatmungs-Therapie sollte eine Aufklärung und Maskenanpassung durch geschultes Personal erfolgen. Meist ist die Nasenmaske ausreichend. Ist der Mundschluss nicht oder nicht ausreichend gegeben oder die Nase sehr eng, kommen Nasen-Mund-Masken zum Einsatz.

Wie lange dauert die Therapieeinstellung?

Meist reicht eine Nacht zur Therapieeinstellung. Gründe für eine zweite Nacht sind u. a. eine schlechte Schlafqualität in der ersten Nacht, Maskenprobleme, das Auftreten von zentralen – sogenannten komplexen – Apnoen, die Notwendigkeit eines Warmluftatemgasanfeuchters, der fehlende Mundschluss mit einer Nasenmaske, der noch nicht effektive Druck bzw. Beatmungsmodus und die Notwendigkeit der Umstellung auf einen BiLevel(S, S/T oder Auto)-Modus.

Komplikationen oder Nebenwirkungen sind selten. Dazu gehören unter anderem die Klaustrophobie, ein Engegefühl oder die Entzündung der Nasenschleimhaut (Rhinitis). Letztere kann mit einem Warmluftatemgasanfeuchter behandelt werden. Dieser befeuchtet und erwärmt die Atemluft, was sehr angenehm ist. Oft wird auch über Druckstellen auf der Nase geklagt. Diese sind das Resultat von einer enganliegenden Maske und einer Reaktion auf das Maskenmaterial. In solchen Fällen sollte man auf einen anderen Maskentyp mit anderem Sitz umstellen und bei Bedarf den Hautarzt konsultieren.

Eine weitere Klage von Patienten betrifft einen trotz Therapie morgens oft trockenen Rachen. Dieser ist meist das Resultat eines Mundlecks. Wenn der Mundschluss nicht optimal ist, dann trocknet schon die geringste Leckage den Mund aus. Eine häufige Ursache dafür ist ein zu hoher oder meist zu niedriger Druck. Hierzu sollten Sie Ihren Schlafmediziner kontaktieren.

Wie lange dauert die Therapie?

Leider ist die Schlafapnoe keine Krankheit, die durch eine zeitlich begrenzte Therapie zu heilen wäre. Die Therapie ist dauerhaft anzuwenden, für mindestens 4 Stunden pro Nacht und für mindestens 6 Tage pro Woche, und zwar so lange, bis die Schlafmedizinerin eine alternative Therapie im Angebot hat.

Durch einen extremen Gewichtsverlust, z. B. nach bariatrischer Chirurgie (Magenband oder Magenbypass), kann die Schlafapnoe tatsächlich auch einmal verschwinden bzw. so abnehmen, dass sie nicht mehr therapiert werden muss oder aber der Druck der Atmungstherapie reduziert werden kann. Im Allgemeinen gehen wir heute davon aus, dass ein Gewichtsverlust von 3.5 Kilogramm eine Minderung des AHI um zirka 7 Prozent nach sich zieht. Das ist nicht allzu viel. Erfolgsversprechender ist wohl die Kombination Ernährungsumstellung plus Lifestyle-Umstellung, z. B. durch Bewegung. Damit kann man den AHI um mehr als 20 pro Stunde Schlaf mindern, wenn man ein intensives Programm 2 bis 6 Monate durchzieht, wie in Studien nachgewiesen wurde. Gesunde Bewegung sind zum Beispiel 5000 bis 10 000 Schritte am Tag oder besser 150 bis 300 Minuten moderate aerobe körperliche Aktivität pro Woche oder 75 bis 150 Minuten intensive Aktivität. Mit aerober Aktivität ist Ausdauersport (Schwimmen, Radfahren, Nording-Walking, Laufen etc.) gemeint. Ergänzen sollte man sein Sportprogramm durch Muskeltraining (zirka zweimal in der Woche) (Piercy et al. 2018).

Die ersten 2 Wochen der Überdruckatmungsstherapie, die für die Therapietreue entscheidend sind, können auch telemedizinisch begleitet werden. Eine erste ambulante Kontrolle der PAP-Therapie erfolgt in Deutschland nach zirka 6 Monaten. Danach sind weitere Kontrollen freiwillig bzw. werden individuell festgelegt und richten sich nach den Bedürfnissen der Anwendenden. Wir empfehlen zunächst die 6-Monats-Kontrolle. Danach kann eine Wiedervorstellung bei Bedarf erfolgen, oder Betroffene suchen sich eine schlafmedizinische Praxis für eine ambulante Kontrolle alle 12 Monate.

In Zukunft wird die Selbstkontrolle eine immer größere Rolle spielen. Ich denke da an die Nutzung einer Uhr, eines Ringes, einer speziellen App, eines speziellen Sensors unter der Matratze oder auf dem Nachttisch etc. Damit kann man durchaus schon einmal selbst testen, ob noch Restatmungsstörungen vorhanden sind. Man kann dafür auch ein Telemedizin-Modul im Therapiegerät nutzen. Wenn man dann noch eine App aufs Smartphone lädt, kann man sich jede Therapienacht selbst anschauen bezüglich Restatmungsstörungen, Leckagen der Maske, Nutzungsdauer und Ähnliches. Die Nutzungsdauer wird auch vom Arzt und auch von den Krankenkassen abgefragt. Sinnvoll ist die Selbstkontrolle, weil man sich damit den Gang zum Arzt sparen kann, wenn man mit der Therapie subjektiv zufrieden ist und auch die Kontrolldaten keine Auffälligkeiten zeigen. Andererseits können die Kontrolldaten auch aufzeigen, dass die Therapie nicht mehr optimal ist, was dann zum Arzt/Schlafmediziner führen sollte.

Gründe für eine Bedarfsvorstellung können sein:

- medizinische Probleme mit der Anwendung der Therapie jeglicher Art
- eine Neuverordnung
- rechtliche Vorgaben. Berufskraftfahrer, die auf eine PAP-Therapie eingestellt sind, müssen nach europäischem Recht jährlich zu einer Kontrolle kommen und nachweisen, dass sie weiter optimal therapiert sind. Bei ihnen muss zur Kontrolle der Tagesschläfrigkeit auch wieder ein Müdigkeitstest am Tage erfolgen. Nichtberufskraftfahrer müssen übrigens laut Gesetz alle drei Jahre zur Kontrolle kommen, was allerdings bis heute nicht umgesetzt und auch nicht umsetzbar ist. Hier wird in Zukunft die Telemedizin helfen müssen.

Bei technischen Problemen kann man sich an den Anbieter der Therapie wenden.

Wirkung der Therapie

Welche Auswirkungen der PAP-Therapie sind zu erwarten? Tatsächlich sind diese sehr umfassend und zeigen sich sehr schnell.

Die erstmalige Anwendung der PAP-Therapie kann schon nach der ersten Nacht einen Aha-Effekt erzeugen. Man ist ausgeschlafen, erholt, musste nachts nicht zur Toilette, hat gute Laune, keine morgendlichen Kopfschmerzen und ist nicht müde. Wenn man den Blutdruck nachts und morgens mäße, wäre er auch niedriger. Voraussetzung ist eine tägliche nächtliche Nutzungszeit von mehr als 4 Stunden. Noch effektiver ist die Wirkung auf den Blutdruck, wenn man die CPAP-Therapie mit einer Gewichtsabnahme kombiniert. Am stärksten wirkt sie auf den Blutdruck bei schläfrigen OSA-Betroffenen.

Die dauerhafte und disziplinierte Anwendung der PAP-Therapie hat weitere positive Langzeiteffekte. Sie wirkt sich positiv auf die Lebenserwartung aus – ein sehr gewichtiges Argument –, insbesondere durch die positive Wirkung auf das Herz-Kreislauf-Risiko. Diese tritt nach bisherigem Kenntnisstand der Wissenschaft jedoch nicht ein, wenn die Therapie weniger als 4 Stunden pro Nacht genutzt wird bzw. wenn die Patienten vor Einleitung der Therapie am Tage gar nicht schläfrig waren. Das lässt uns erneut darauf hinweisen, dass Betroffene mit einer Tagesschläfrigkeit dringlicher zu therapieren sind. Im Übrigen sind dies auch diejenigen Patienten, die die Therapie am diszipliniertesten und äußerst dankbar nutzen, da sie jeden Morgen den Nutzen der Anwendung spüren. Ohne Tagesschläfrigkeit ist der Anreiz zur Nutzung der Therapie eher das Wissen um den positiven Effekt auf

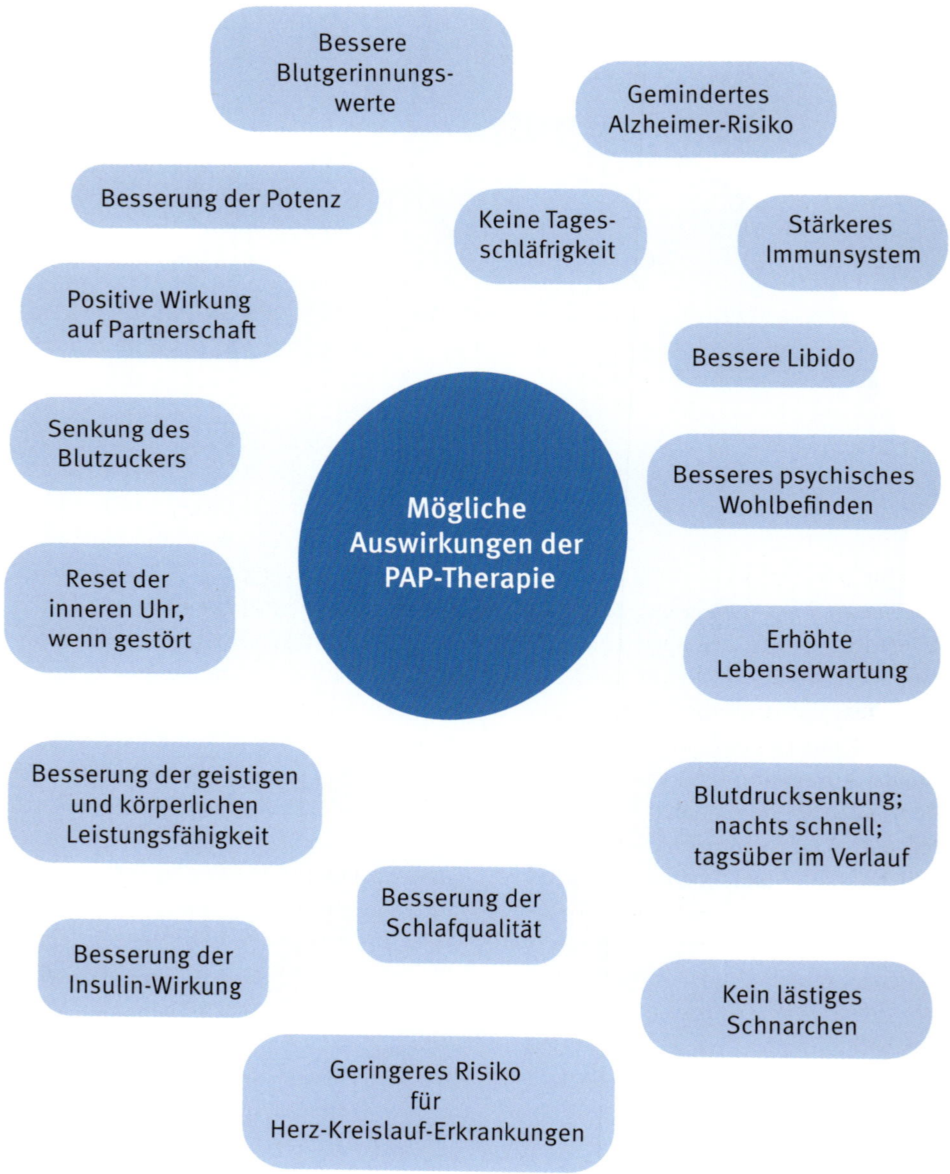

Eine effektiv behandelte Schlafapnoe, z. B. mit der PAP-Therapie, hat viele positive Auswirkungen auf die Gesundheit.

Hinweis

Ein No-Go für OSA-Patienten sind übermäßiger Alkoholkonsum, Barbiturate, Benzodiazepine, Natriumoxybate (K.-o.-Tropfen), einige Antihistaminika und Opioide. Das gilt im Wesentlichen auch für die Patienten, die mit einer Therapie versorgt sind. Was den Alkohol betrifft, so muss man ihn nicht sein lassen, aber bei Hochprozentigem lässt sicher der Therapieeffekt etwas nach.

das Herz-Kreislauf-System, auf das Gehirn (Gedächtnis) und die vielen anderen Organsysteme und -funktionen, die unter einer Schlafapnoe leiden, wie oben ausgeführt wurde.

Eine jüngere Erkenntnis ist, dass sich mit der Therapie der Schlafapnoe auch die innere Uhr »resetten« kann, was sich an einer Normalisierung der körpereigenen Rhythmen (Kortisol-Rhythmus, Melatonin-Rhythmus oder Körperkerntemperatur-Rhythmus) zeigt. Es ist bisher wenig darüber bekannt, bei wem und in welchem Ausmaß die Rhythmen gestört sind. Es ist aber bekannt, dass ein gestörter zirkadianer (ca. 24-Stunden-Rhythmus Seite 11) auch ein Gesundheitsrisiko darstellt.

Wie bereits erwähnt, ist der nächtliche erste Blutdruckwert, der systolische Blutdruck, ein gewichtiger Parameter für das Herz-Kreislauf-Risiko. Bisher ist nachgewiesen, dass sich die PAP-Therapie insbesondere positiv auf den zweiten, den diastolischen Wert auswirkt. Der 24-Stunden-Blutdruck nimmt übrigens nur um ca. 2,7 mmHg ab, der nächtliche mittlere Blutdruck immerhin schon um 5,9 mmHg. In der klinischen Praxis gibt es durchaus Patientinnen und Patienten, die nach 6 Monaten die Blutdruckmedikation mindern oder sogar mal absetzen können. Es lohnt sich auf jeden Fall, diesen Effekt zu kontrollieren.

Weitere positive Effekte hat die PAP-Therapie auf den Blutzucker, die Gerinnung, die Psyche, das Immunsystem, die Libido und auf alle weiteren Körperfunktionen, die von einem gesunden Schlaf profitieren.

Therapieakzeptanz

Voraussetzung für den Therapieerfolg ist natürlich die Therapieakzeptanz. Wie lässt sich auf diese positiv Einfluss nehmen?

Der Grundstein für die Therapieakzeptanz wird gelegt durch die schon genannte gute Aufklärung durch ärztliches oder sonstiges geschultes medizinisches oder nichtmedizinisches Personal. Hinzu kommen die positiven Erfahrungen von Freunden und Bekannten/Verwandten, eine gute Ersteinstellung/Erstversorgung, eine engmaschige, z. B. telemedizinische Betreuung der Patienten in den ersten zwei Wochen der Anwendung der Therapie und die Mithilfe des Partners bzw. der Partnerin.

Die Akzeptanz der Letzteren wirkt sich erheblich auf den Therapieerfolg aus. Wir haben in einer wissenschaftlichen Untersuchung konkrete Fragen zum Befinden des Partners/der Partnerin im Rahmen der PAP-Therapie gestellt und konnten feststellen, dass die Therapie leise und nicht unsexy ist (auch wenn sie in der klinischen Praxis als solche von vielen Apnoiker zunächst so angesehen wird) und von der Mehrheit der Lebensgefährtinnen bzw. -gefährten akzeptiert wird und die Partnerschaft eher stärkt. Der positive Einfluss der Partnerschaft ist umso größer, je länger diese besteht und auch intakt ist.

Tatsächlich hat die CPAP-Therapie von OSA-Betroffenen auch positive Auswirkungen auf die Lebensqualität, das Tagesbefinden inkl. der Tagesmüdigkeit und der Schlafqualität der Partner und führt

Wie laut sind die Geräte?

Ein Wort zum Thema Lautstärke: Während die ersten PAP-Geräte in den 90er-Jahren noch sehr laut waren, liegt der Geräuschpegel heute deutlich unter 30dB. Diese Zahl ist auch der heute anerkannte Schwellenwert für nächtlichen Lärm. Was darüber ist, kann schlafstörend sein, bei bestehender Schlafapnoe eher für den Partner bzw. die Partnerin als für die Betroffenen selbst.

zu einer Steigerung der Zufriedenheit in der gemeinsamen Beziehung um 21 Prozent. Das ist bedeutend und positiv und am ehesten wohl auf die ruhiger und leiser schlafenden OSA-Betroffenen zurückzuführen, wodurch sich der Nachtschlaf und damit auch die Müdigkeit und die Lebensqualität am Tage verbessern können. Sechsundachtzig Prozent der Partnerinnen und Partner geben an, durch die Therapie besser zu schlafen. Auch dies ist wichtig und bedeutend, nicht nur für die Stimmung in der Partnerschaft, sondern auch weil bekannt ist, dass vor allem Frauen zu einem hohen Prozentsatz nicht die besten Schläferinnen sind, also an einem gestörten Schlaf oder einer Insomnie leiden. Bekanntermaßen sind Lärm (Schnarchen) und Sorgen (z. B. in diesem Fall die um die Atmung des Partners) starke Trigger für eine Insomnie.

In der Praxis ist es wichtig, dass die Partnerinnen und Partner so früh wie möglich involviert werden, am besten bereits bei der Aufklärung über die Therapie. Wenn Betroffene z. B. die Wahl zwischen der Beatmungstherapie und einer Therapie mit einer Unterkieferprotrusionsschiene haben, dann sollte bereits in diese Entscheidung auch die Partnerin bzw. der Partner eingebunden werden.

Ein interessanter Einflussfaktor für die Akzeptanz der Therapie ist auch der Rhythmustyp. Man hat nachgewiesen, dass die »Eulen«, also Menschen, die lieber spät schlafen gehen, eine schlechtere Akzeptanz haben als die Lerchen, also Menschen, die früh zu Bett gehen. Allerdings sind die meisten Nutzer Indifferenztypen, liegen also irgendwo zwischen den Extremen, und müssen sich daher keine Gedanken machen. Den Eulen sei gesagt, dass eine regelmäßige CPAP-Nutzung den biologischen Rhythmus wieder normalisiert. Vielleicht war er ja einfach nur durch die Schlafapnoe nach hinten verschoben und pendelt sich daher mit der Therapie wieder ein.

Eine neue Beziehung zwischen Behandelnden und Behandelten: das Shared Decision Making

In Zukunft werden sich Patienten mehr noch als heute über ihre Erkrankung und mögliche Therapien informieren können. Das sogenannte Shared Decision Making (SDM) ist lauf Stiftung Gesundheitswissen eine Form der Kommunikation zwischen Behandelnden und Behandelten. Der Ansatz sieht vor, Informationen auszutauschen und eine Entscheidung gemeinsam und gleichberechtigt zu finden – etwa mit Blick auf eine Behandlung. Die Kommunikation in diesem Konzept erfolgt also zweiseitig: Sowohl Behandelnde als auch Behandelte stellen Fragen und beantworten Fragen. Hierfür bezieht die Ärztinnen und Ärzte ihre Gesprächspartner in allen wichtigen Fragen mit ein. Die Patienten wiederum besprechen ihr Anliegen offen und erklären ihre Präferenzen. Ziel ist es, gemeinsam über eine angemessene medizinische Behandlung zu entscheiden und diese zu verantworten. Das kann auch die Erfolgschancen einer Behandlung erhöhen.

Shared Decision-Making könnte der Schlüssel zu einer guten Gesundheitsversorgung, einer Orientierung an den Bedürfnissen der bzw. des Einzelnen und damit einer verbesserten Zufriedenheit oder ggf. sogar Lebensqualität (trotz Erkrankung). Im Deutschen wird für SDM auch der Ausdruck »Partizipative Entscheidungsfindung« (PEF) verwendet. Der Ansatz ist allerdings mangels personeller Ressourcen schwer umsetzbar. Deswegen werden auch Internetseiten entwickelt, auf denen Betroffene die wichtigsten Fragen vorab klären können. So können mündige Patientinnen und Patienten Therapievorschläge besser einschätzen. Für die Schlafapnoe gibt es noch kein solches Angebot in Deutschland, ich bin aber zuversichtlich, dass es kommen wird.

Interessant ist auch, wie wichtig offensichtlich der Schlaf in häuslicher Umgebung ist. Es ist nachgewiesen, dass die CPAP-Anwendung bei denjenigen geringer ist, die oft die Schlafstätte wechseln. Hier mag das Reisen an sich eine Rolle spielen, also der Umstand, dass das PAP-Gerät ein zusätzliches Gepäckstück ist, aber auch die bei Alleinreisenden/außer Haus fehlende Motivation durch den Partner.

Auf Reisen mit dem PAP-Gerät

Auf grenzüberschreitenden Reisen kann die Atemmaske tatsächlich gelegentlich zu Problemen führen. An sich sollten Mitarbeitende beim Zoll weltweit wissen, was ein Beatmungsgerät ist, denn viele Reisende nehmen es im Handgepäck mit auf Reisen. Ich therapiere seit mehr als 30 Jahren und sehe immer mal wieder auf Flughäfen, wie mit diesem medizinischen Gerät umgegangen wird. Meist läuft es entspannt, aber ich habe auch schon einen Patienten gesehen, der sich die Maske aufgesetzt hat, um die Therapie dem unwissenden Zollpersonal zu demonstrieren. Gerade für den Zoll sollten Sie als Betroffene zur Sicherheit immer einen sogenannten Gerätepass mitnehmen. Diesen erhalten Sie von Ihrem Therapiegeräte-Anbieter oder direkt vom schlafmedizinischen Personal. In ihm sollten vermerkt sein: Maskentyp, Gerätetyp, Atmungsmodus (CPAP, APAP, BPAP, BPAP-S/T, ASV), Befeuchter Ja/Nein, eingestellter Druck, AC/DC-Adapter Ja/Nein.

Therapiealternativen

Gelingt die PAP-Therapie nicht, wird sie nicht akzeptiert/toleriert oder handelt es sich um eine nur milde bis moderate Schlafapnoe, kommen alternative Methoden in Betracht.

Wir unterscheiden als Gründe für die Nichtdurchführbarkeit der Therapie mit der Überdruckatmung die Intoleranz, die Inakzeptanz, das Versagen und den Abbruch der Therapie. Eine **PAP-Inakzeptanz** liegt vor, wenn nach ausreichender Aufklärung bzw. nach einer praktischen Maskenanpassung über den Tag auf Wunsch des Patienten keine nächtliche Therapie eingeleitet wird. **PAP-Intoleranz** bedeutet eine objektiv nachgewiesene durchschnittliche Nutzung von weniger als 4 Stunden über einen längeren Zeitraum trotz eines angemessenen Versuchs, die Therapie zu optimieren. Das **PAP-Versagen** wird bestimmt von Restatmungsstörungen (Rest-AHI von mehr als 10/Stunde) und/oder einer weiter bestehenden, nicht therapierbaren Symptomatik und/oder dem Fortbestehen von Komorbiditäten, die zur Indikationsstellung der Therapie geführt bzw. beigetragen haben, z.B. dem nächtlichen Vorhofflimmern oder nächtlichem Bluthochdruck. Der **PAP-Abbruch** ist eine von der Patientin selbst abgebrochene Therapie nach mindestens einem PAP-Therapieversuch.[21]

Protrusionsschiene

Eine erste Therapieoption ist die Anpassung einer intraoralen Unterkieferprotrusionsschiene (UPS). Diese sieht einer Knirscherschiene ähnlich, hat aber die besondere Funktion, den Unterkiefer nach vorn zu verlagern. Damit wird auch der Zungengrund nach vorn verlagert und somit der Atemweg im Rachen geweitet. Die Schienen werden individuell aus zwei separaten Teilen (für Ober- und Unterkiefer) angefertigt und sind so angepasst, dass sich der Mund nachts noch geringfügig öffnen lässt, was sehr angenehm ist, und ein Vorschub des Unterkiefers um mehr als 5 Millimeter erfolgt.

Betroffene, die mit einer Schiene versorgt werden, aber noch über Schnarchen berichten, haben die Möglichkeit, vom Arzt den Vorschub der Schiene nachträglich ändern und damit optimieren zu lassen oder dies auch selbst zu tun. Beschwert sich die Partnerin oder der Partner über noch vorhandenes Schnarchen, dann wird einfach nachjustiert. Wie weit man den Unterkiefer nach vorn verschieben kann, hängt im Wesentlichen vom Kiefergelenk ab. Ein Vorschub ist so weit möglich, wie man ihn toleriert und das Kiefergelenk darunter nicht merklich leidet. Wacht man morgens dauerhaft mit Kiefergelenksschmerzen auf, dann hat man es mit dem Vorschub übertrieben.

Diese Therapieform ist wissenschaftlich gesehen etwas weniger effektiv als die PAP-Therapie, kann aber zu einer deutlichen Minderung des Schnarchens, der Atmungsstörungen, der Symptomatik und des Herz-Kreislauf-Risikos beitragen. Die Schienen, die wissenschaftlich am besten untersucht und auch erfolgreich sind, heißen Somnodent und Narval (siehe Abbildungen unten). Darüber hinaus gibt es auch einige andere Schienen (z. B. ProSomnus) und von Dentallaboren selbst angefertigte Produkte. Sie sollten sich hierzu vom Schlafmediziner beraten lassen.

Die Langzeitkontrollen erfolgen ähnlich wie bei der PAP-Therapie. Im Jahr 2021[22] wurde verfügt, dass die Schienen auch von den gesetzlichen Krankenkassen

Narval-Schiene

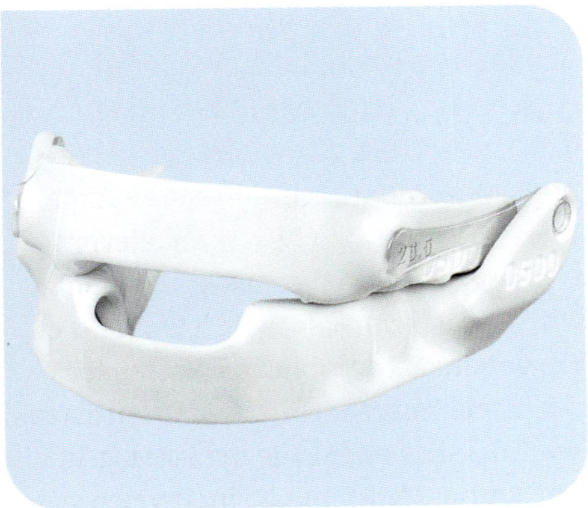

Somnodent-Schiene

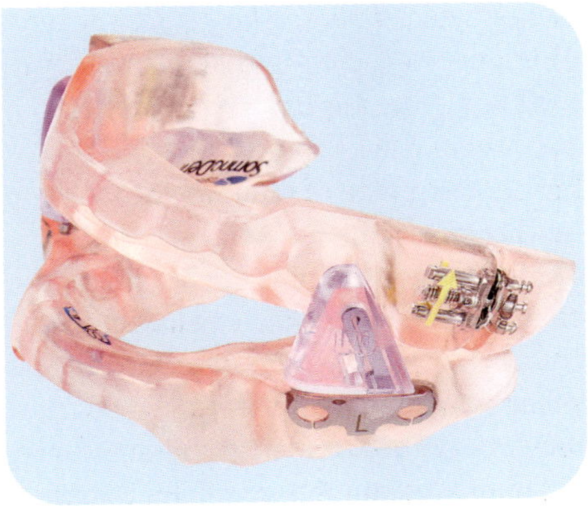

übernommen werden müssen – das ist eine gute Nachricht für alle Interessierten. Voraussetzung ist, dass ein Schlafmediziner die Indikation und die Verordnung ausstellt. Das ist auch gut so, denn leider tummeln sich auf dem Schienensektor die verschiedensten, zum Teil von den Dentallaboren selbst entwickelten Modelle, deren Wirkung nicht wissenschaftlich nachgewiesen ist. Für die CPAP-Therapie gibt es strenge Zulassungskriterien, bei den Schienen ist das leider nicht der Fall. Sie können sich hierzu auch bei der Gesellschaft der schlafmedizinisch tätigen Zahnärzte (DGSZ) oder der Deutschen Gesellschaft für Schlafmedizin und Schlafforschung (DGSM) erkundigen.

Die Lebenserwartung der Schienen ist deutlich gestiegen und liegt heute bei über 5 Jahren. Sollte sich der Zahnstatus geringfügig ändern, kann die Schiene bei Bedarf angepasst werden; gravierende Änderungen des Zahnstatus machen eine Neuanpassung nötig.

Ändert sich der Biss durch die Schiene?

Eine oft gestellte Frage ist die nach der Bissänderung unter Langzeitnutzung der nächtlichen Schienen-Therapie. Ja, der Biss kann sich im Langzeitverlauf geringfügig ändern, mit einem Vorschub des Unterkiefers auch am Tage. Aber 1. nur geringfügig und 2. nicht bei allen Nutzern. Das ist mein Fazit nach mehr als 10 Jahren Anwendung bzw. Verordnung dieser Therapie.

Chirurgische Maßnahmen

Eine chirurgische Maßnahme ist meist nur bei Vorliegen anatomischer Besonderheiten wie vergrößerter Mandeln, eines extrem engen Rachens oder eines nach hinten verlagerten Unterkiefers gegeben. Zu große Mandeln sollten operiert werden, ggf. zusammen mit einer Manipulation am Gaumensegel. Eine Operation an der Nase heilt keine Schlafapnoe, kann aber zur besseren Atmung unter der Masken-Therapie beitragen. Eine chirurgische Vorverlagerung von Unter- und ggf. Oberkiefer sollte jüngeren Patienten mit tatsächlich viel zu kleinem Kiefer vorbehalten sein. Es ist eine sehr aufwendige OP und ein schmerzhafter Prozess. Ich rate jedem und jeder, sich eine Zweitmeinung einzuholen, ehe man sich für eine solch radikale Operation entscheidet. Die Versprechen im Internet haben schon einige unglücklich gemacht.

Hypoglossusnerv-Stimulationstherapie

Ein vergleichsweise junges Verfahren ist die Hypoglossusnerv-Stimulationstherapie (HNS-Therapie), die bei Patienten zur Anwendung kommen kann, bei denen

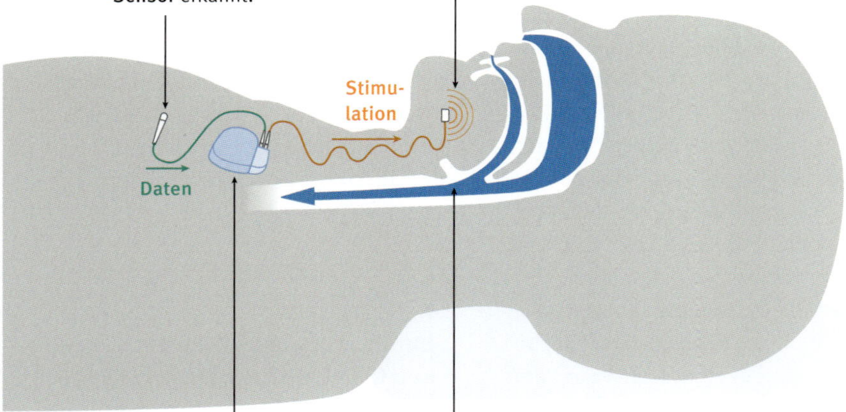

Die Hypoglossusnerv-Stimulationstherapie verlagert die Zunge nach vorn, nach unten und bei einseitiger Stimulation zur Seite.

weder eine Überdruckatmung noch eine Unterkieferprotrusionsschiene möglich oder hilfreich sind. Ziel ist eine ein- oder beidseitige Vorverlagerung der Zunge und damit eine Öffnung der oberen Atemwege.

Die Implantation erfolgt durch den HNO-Arzt im Rahmen einer Operation unter Vollnarkose. Verschiedene Verfahren bzw. Modelle zur HNS-Therapie stehen zur Verfügung. Am besten untersucht ist derzeit der Schrittmacher der Fa. Inspire. Prinzipiell lassen sich unterscheiden: einseitige versus beidseitige Stimulation, atemfrequenzgesteuerte Verfahren versus nicht atemfrequenzgesteuerte Verfahren sowie die distale (körperferne) versus proximale (körpernahe) Stimulation am Zungennerv (Nervus hypoglossus). Die Implantate werden je nach Modell (Fa. Inspire oder LivaNova) und Therapieform im Brustbereich (wie bei einem Herzschrittmacher) platziert. Ein alternatives Modell platziert den Schrittmacher von außen mit einer Klebevorrichtung direkt am Unterkiefer (Modell der Fa. Nyxoah). Bei allen Modellen gibt es eine Stimulationselektrode, die operativ am Zungennerv platziert wird. Schon im Operationssaal wird getestet, ob eine Stimulation zur Bewegung der Zunge führt.

Nach einer Phase der Einheilung erfolgt die Aktivierung des Geräts und eine individuelle Einstellung der Stimulationsstärke. Optimal eingestellt, führt die Stimulation zu einer ausreichenden Öffnung der oberen Atemwege, ohne dass es dadurch zu einem Weckreiz (Arousal) während des Schlafes kommt. Die Therapieeffektivität wird mittels ambulanter Polygrafie getestet. Im Schlaflabor kann bei Bedarf auch eine weitere Feinjustierung des Schrittmachers erfolgen. Die Therapie kann sehr effektiv sein, aber leider fehlen noch klare Prädiktoren, die definieren, für welche Patienten sie besser geeignet und für welche eher nicht geeignet ist. Bei einem sehr hohen Gewicht oder einer auffälligen Anatomie im Bereich der oberen Atemwege empfehlen die Operateure der Zungenschrittmacher in der Charité die Therapie eher nicht. Zudem gibt es individuell jeweils einige Aspekte zu berücksichtigen, die für oder gegen bestimmte Implantatmodelle sprechen. Hilfreich bei der Entscheidungsfindung, ob eine Schrittmacher-Therapie sinnvoll ist, und wenn ja, welche, ist die medikamenteninduzierte Schlafendoskopie (DISE).

Bisher sind drei unterschiedliche Schrittmacher-Modelle erforscht worden, von denen sich aktuell ein Modell durchgesetzt hat, dessen Wirkungsprinzip in der Abbildung dargestellt ist. Bei einem neueren Verfahren wird der Schrittmacher nicht implantiert, sondern jeden Abend vor dem Zubettgehen mit einem großen Pflaster von außen unter dem Unterkiefer platziert. Die kleine Elektrode, die letztendlich den Zungennerv stimuliert, wird von den HNO-Kollegen weiterhin invasiv implantiert. Die Effektivität dieses Verfahrens ist noch in Erprobung. Ob man in Zukunft gänzlich ohne Implantationen auskommt und nur von außen effektiv stimuliert, ist noch nicht geklärt. Fragen Sie zu möglichen neuen Methoden immer auch Ihren behandelnden Schlafmediziner.

Zwerchfellschrittmacher

Bei Patienten mit (fast) ausschließlich zentralen Atmungsstörungen kann ein Zwerchfellschrittmacher (Fa. ZOLL) zum Einsatz kommen, vor allem dann, wenn eine Überdruckatmung nicht möglich ist oder nicht toleriert wird. Eine Implantation erfolgt hier durch den Kardiologen. Ein Grund dafür ist auch, dass die meisten Betroffenen, die solch einer Therapie zugeführt werden, Personen mit einer Herzschwäche (Herzinsuffizienz) sind. Eine Herzinsuffizienz ist ein Indikator für zentrale Atmungsstörungen. Der Schrittmacher sitzt (meist) rechts oben im Brustbereich, der Sensor geht in eine herznahe Vene, die den in diesem Bereich verlaufenden Phrenicus-Nerv stimuliert, der wiederum das Zwerchfell zur Kontraktion veranlasst. So wird die Atmung unterstützt. Die Elektrode, die die Atmung kontrolliert, wird zwerchfellnah, auch in einer Vene, der Vena azygos, platziert. Auch bei diesen Patienten erfolgt die Kontrolle und ggf. Optimierung der Therapie im Schlaflabor.

Bariatrische Chirurgie

Die bariatrische oder Adipositas-Chirurgie, d.h. chirurgische Maßnahmen gegen krankhaftes Übergewicht, ist bei entsprechender Indikation auch in Erwägung zu ziehen und kann im Einzelfall sehr effektiv sein. Es gibt verschiedene Optionen, wie den Magen-Bypass, das Magenband oder das Magenkissen, wobei erstere Methode am wirksamsten ist. Sollten Sie sich für solch eine Operation entscheiden, dann fragen Sie nach den effektivsten Operationen, nicht nach den leichten, »harmlosesten« Eingriffen. Nur bei sehr wenigen Patienten hat sich nach solch einer Operation in unserer Praxis das CPAP-Gerät erübrigt, weil die Schlafapnoe verschwunden ist. Bei vielen konnten wir immerhin den Atmungsdruck deutlich reduzieren, was zumindest die Atmung und die Akzeptanz der Masken-Therapie erleichtert hat. Es gibt aber auch Patienten, bei denen die Operation zum Gewichtsverlust, nicht aber zur Reduktion der Atmungsstörungen beiträgt.

Lagetherapie

Eine Lagetherapie kommt in Betracht, wenn die Atmungsstörungen ausschließlich in Rückenlage auftreten mit einem AHI von weniger als 5 pro Stunde in Seitenlage. Bei dieser Therapieform sollte wie auch bei den anderen darauf geachtet werden, dass die Schlafqualität nicht leidet. Daher ist eine Therapiekontrolle im Schlaflabor mit Detektion der Schlafqualität ratsam.

Ein zugelassenes Medizinprodukt, welches auch von den Krankenkassen vergütet wird, ist derzeit nicht verfügbar. Es gibt aber auf dem Markt Produkte (NightBalance), bestehend aus einem Gurt, den man sich um die Brust schnallt, und einem kleinen Kästchen, welches über dem Brustbein am Gurt befestigt ist. Darin befindet sich ein Positionssensor und ein Vibrationsmechanismus. Möchte man sich auf den Rücken drehen, dann beginnt das Kästchen zu vibrieren, was im Idealfall dazu führen soll, dass man dies unbewusst wahrnimmt und sich wieder zurück auf die Seite dreht. Das Kästchen soll auch einen selbstlernenden Algorithmus haben, denn jeder dreht sich unterschiedlich schnell oder langsam, ganz oder nur halb usw.

Die Effektivität dieser Therapie (mit NightBalance) auf die Atmungsstörungen wird ab 2024 in Deutschland in einer vom Gemeinsamen Bundesausschuss (GbA) initiierten Studie untersucht. Das Ergebnis wird wesentlich den zukünftigen Stellenwert dieser Therapie in Deutschland bestimmen. Diverse Westen, Rucksäcke etc. aus dem Internet oder dem Gesundheitshaus sind zwar wissenschaftlich für die Schlafapnoe nicht zu empfehlen, können aber auf eigene Kosten ausprobiert werden.

Kombinationstherapien

Auch Kombinationstherapien sind bei Bedarf denkbar wie z. B. Überdruckatmung plus Protrusionsschiene oder Überdruckatmung plus Operation oder Schiene plus Lagetherapie. Eine Entscheidung darüber sollte der behandelnde Schlafmediziner zusammen mit den Betroffenen treffen. Ausnahmen bestätigen die Regel. Eine Patientin von mir schlief jede Nacht mit einer Ganzgesichtsmaske für die Atmungstherapie, einer Augenmaske, da ja der Beatmungsdruck auch auf die Augen ging, und einer Kinnbinde. Ein anderer Patient toppte die Kombo noch durch den zusätzlichen Einsatz einer Protrusionsschiene, da ja die Nasen-Mund-Maske von vorn auf den Unterkiefer drückte und ihn damit nach hinten verschoben hat. Mit der Schiene hat der Patient das verhindert. Das waren keine Kombinationen, die wir empfohlen haben, sondern die sich die Betroffenen selbst ausgedacht haben. Beide sind glücklich damit und ihre Kombinationen funktionieren auch gut.

Begleitende Therapie

Zu einer begleitenden Therapie gehört immer auch die Aufklärung über den Einfluss von Übergewicht, der Körperlage, der Schlafqualität und von Alkohol und Medikamenten auf die Atmungsstörungen. Nur bei extremer Gewichtsreduktion ist, wie bereits beschrieben, gelegentlich die Beendigung der Schlafapnoe-Therapie möglich. »Nur« mit Gewichtsabnahme beeindruckt man den Apnoe-Hypopnoe-Index nur gering. Das soll aber keinesfalls entmutigen, am Gewicht zu arbeiten, wenn man eine Schlafapnoe hat. Die aktuell vor allem in den USA populären

Merke

Standardtherapie der schweren Schlafapnoe ist die nächtliche Überdruckatmung. Bei milder bis mittelgradig ausgeprägter behandlungsbedürftiger Schlafapnoe ist alternativ auch eine Protrusionsschiene möglich. Voraussetzung dafür ist in Deutschland, dass von den Medizinern nachgewiesen wurde, dass eine Überdruckatmung nicht effektiv ist, nicht toleriert oder akzeptiert werden kann, sie Nebenwirkungen verursacht oder Kontraindikationen vorliegen. Dritter Therapiearm ist eine chirurgische Maßnahme inklusive Zungenschrittmacher. Vor dem Zungenschrittmacher sollten CPAP und/oder die Schienen-Therapie zum Einsatz gekommen, aber nicht erfolgreich gewesen sein. Die Therapien können durch Verhaltensmaßnahmen begleitet werden (Gewichtsreduktion, Lagetherapie u. a.).

Pillen zur Gewichtsreduktion (Semaglutide, Tirzepatide) können in der Tat zur Gewichtsreduktion beitragen (ca. 20 Prozent des Körpergewichts für Tirzepatide) und damit einen positiven Einfluss nehmen auf die Schlafapnoe. Aus meiner Sicht darf dies aber nicht dazu führen, dass, wie aktuell veröffentlicht, dies für Übergewichtige Schlafapnoe-Betroffene die sogenannte First-Line-Therapie sein kann. Erstens reagiert nicht jede Person auf diese Tabletten und zweitens bringt eine Reduktion des Körpergewichts um 20 Prozent keine Heilung von der Schlafapnoe. Man kommt ja auch nicht auf die Idee, Diabetikern erstmal ein Jahr lang Gewichtsreduktion zu verordnen, bevor man den Diabetes behandelt. Auch hier ist Gewichtsreduktion eine wichtige begleitende Maßnahme.

Behandlungsmöglichkeiten bei OSA

Milde Schlafapnoe		Moderate bis ausgeprägte Schlafapnoe	
Ohne Symptomatik und relevante Komorbidität	**Symptomatik und/oder relevante Komorbidität**	**Ohne Symptomatik und/oder relevante Komorbidität**	**Symptomatik und/oder relevante Komorbidität**
Verlaufskontrolle	Schlaflabor	Schlaflabor	Ggf. Schlaflabor
Verhaltenstherapie (Alkohol meiden, Gewichtsreduktion etc.)	Verhaltenstherapie (Alkohol meiden, Gewichtsreduktion etc.)	Verhaltenstherapie (Alkohol meiden, Gewichtsreduktion etc.)	Verhaltenstherapie (Alkohol meiden, Gewichtsreduktion etc.)
Lagetherapie (bei Indikation) Protrusionsschiene (bei Indikation) Chirurgische Intervention (bei Indikation)	Protrusionsschiene PAP-Versuch bei Bedarf Lagetherapie (bei Indikation)	Protrusionsschiene bei PAP-Versagen	Protrusionsschiene bei PAP-Versagen
		Zungenschrittmacher-Therapie bei Versagen der Schienen- bzw. Atmungstherapie	Zungenschrittmacher-Therapie bei Versagen der Schienen- bzw. Atmungstherapie

Dauerzustand

Zum Abschluss sei vermerkt, dass alle Therapieformen, mit Ausnahme einiger chirurgischer Maßnahmen, eine Langzeittherapie darstellen. Die obstruktive Schlafapnoe ist eine chronische Erkrankung und bedarf daher einer chronischen Therapie. Nutzt man die Therapie, schläft man gesund, nutzt man sie nicht, wieder ungesund. Ein Wechsel von Therapiemethoden ist möglich, ebenso wie die genannte Kombinationstherapie. Viele alternative neue Therapieformen sind in der wissenschaftlichen Erprobung bzw. bereits auf dem Reißbrett. Es ist daher sinnvoll, sich regelmäßig bei den betreuenden Ärzten über Innovationen auf diesem Gebiet zu informieren.

Therapie von Schnarchen

Wohl wenig führt zu mehr Konflikten im Schlafzimmer als Schnarchen. Welche Therapiemöglichkeiten gibt es hier?

Das Management von Schnarchen beginnt damit, dass Schnarchen ernst genommen wird. Die Deutsche Stiftung Schlaf hat im Jahr 2019 eine Umfrage zu den Reaktionen auf Schnarchen in deutschen Schlafzimmern durchgeführt. Fünfundvierzig Prozent der Befragten gaben an, die schnarchende Person anzustoßen, damit sie aufhört zu schnarchen. Einundzwanzig Prozent berichteten, die schnarchende Person auf die Seite zu drehen, 18 Prozent ergriffen gar keine Maßnahmen, 13 Prozent hatten getrennte Schlafzimmer, 11 Prozent versuchten, rechtzeitig vor dem Schnarcher, der Schnarcherin einzuschlafen, 7 Prozent verließen das Schlafzimmer, 5 Prozent rieten, ärztlichen Rat einzuholen, und nur 3 Prozent baten die betroffene Person, ein Hilfsmittel gegen Schnarchen anzuwenden. Allerdings gibt es bis heute leider kein einfaches und effektives Antischnarchmittel.

Beginnen wir mit der Frage, ob und wie man Schnarchen behandeln kann. Da Schnarchen eine Vorstufe der nächtlichen Atmungsstörungen ist und die Ausprägung der Enge im Rachen noch nicht zu Atemaussetzern führt, sind vielleicht mildere Formen der Therapie denkbar? Denkbar ja, aber meist auch nicht effektiv.

Lassen Sie mich beginnen mit den Therapieempfehlungen von 1947, veröffentlicht von der Royal Medical Canadian Association.[23] Dort werden gelistet: Gaumenzäpfchen-Entfernung, Nasen-Operation, Änderung der Kopf-

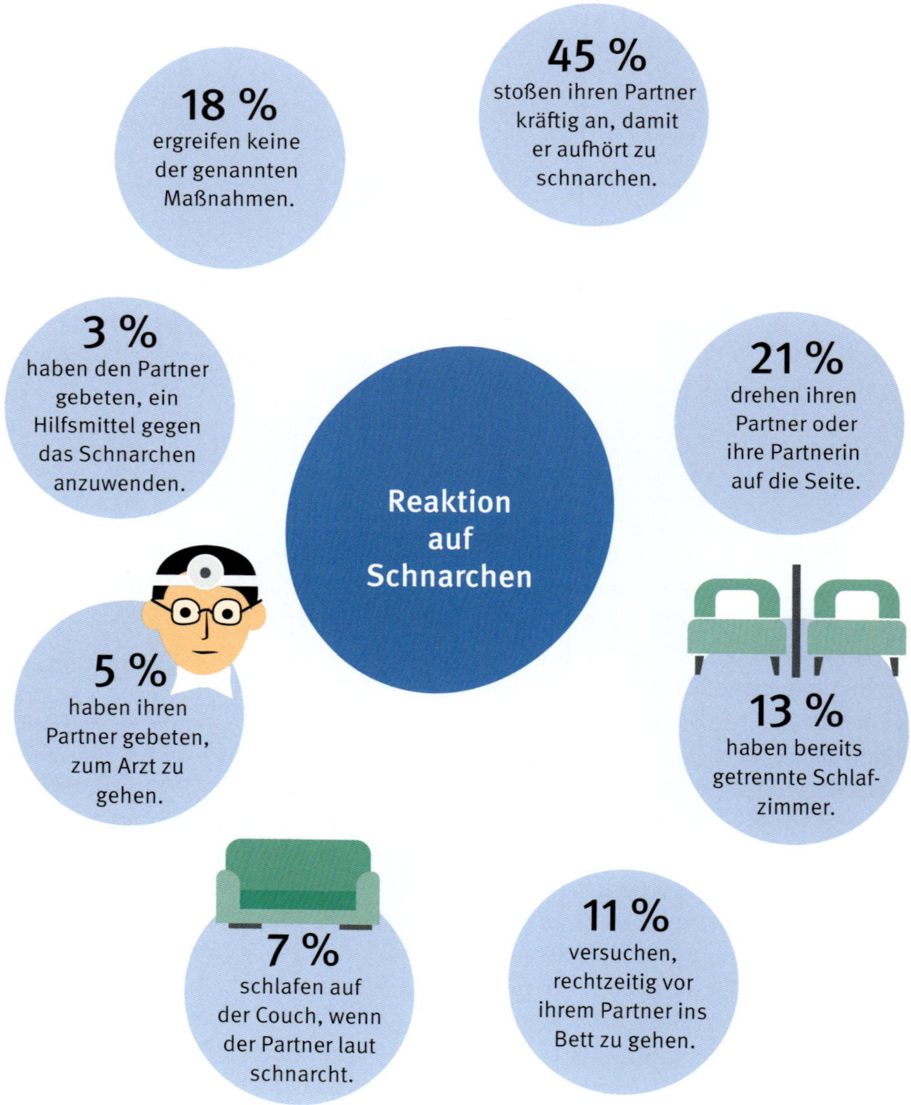

Quelle: forsa-Umfrage für die Initiative »Deutschland schläft gesund« 2018

Wenn der Partner schnarcht

position, Rachenmuskeltraining oder spezielle Schienen/Spangen, das Zuhalten des Mundes im Schlaf (Pflaster oder Spange), die Injektion von Medikamenten in das Gaumensegel (ähnlich Botox), das Entfernen der Gaumen- und Rachenmandeln. Viele dieser Methoden gibt es noch heute, ihr Erfolg ist fraglich. Auch keines der heute in einer Apotheke oder im Gesundheitshaus verfügbaren Antischnarchmittel hält, was es verspricht: Weder für Antischnarch-Sprays noch für Antischnarch-Kissen oder sonstige Gadgets ist bisher eine gute Wirkung wissenschaftlich nachgewiesen.

Der gute Rat eines Schlafmediziners ist: Probieren Sie es mit

- Vermeiden von Schlafdefizit
- weniger Alkohol
- einer selbst angefertigten Kinnbinde
- Meiden der Rückenlage bzw. Bevorzugen der Seitenlage
- Hochlagerung des Oberteils des Bettes um 15 bis 30 Grad
- Gewichtsabnahme
- einer Antischnarchschiene

Je müder Sie sind, z. B. wenn Sie die Nacht davor schlecht geschlafen haben, desto mehr werden Sie in der kommenden Nacht schnarchen. Ein Glas Alkohol wird kein Schnarchen provozieren, wohl aber das zweite oder dritte. Warum kann eine Kinnbinde helfen oder die Seitenlage? Weil gerade in Rückenlage die Zunge nach unten fällt/drückt und den Rachen zusätzlich einengt. Bei älteren Betroffenen mit einem künstlichen Gebiss hilft es schon, dieses nachts drin zu lassen – so schnarcht man auch weniger und hat auch weniger Atmungsstörungen.

Die Kinnbinde hilft ähnlich: Sie verhindert, dass der Unterkiefer nach unten klappt, was den Rachen einengt. Dabei sollte die Kinnbinde das Kinn nicht nach hinten drücken, das wäre kontraproduktiv. Mir ist bisher leider keine gute Kinnbinde untergekommen. Daher rate ich zu einer individuellen Anfertigung. Prinzip: Sie muss das Fallen des Unterkiefers verhindern und dabei bequem sitzen und darf nachts nicht abrutschen. Das ist schwierig und wohl auch der Grund, warum es bisher keine vernünftige Serien-Lösung gibt.

Mit der Lagetherapie sieht es anders aus. Hier gibt es bereits z. T. intelligente Lösungen, allerdings sind sie nicht so effektiv wie gewünscht. Zu nennen ist der schon für die Schlafapnoiker erwähnte Gurt um die Brust mit dem Vibrationskästchen (Seite 89). Es ist die kostenintensive Variante. Die Lagetherapie kann man als Schnarcher und ansonsten guter Schläfer bzw. gute Schläferin aber auch selbst erst einmal mit der alten preiswerten Tennisball-Methode ausprobieren: Schnallen Sie sich etwas auf den Rücken, was das Schlafen in Rückenlage schwer macht (Tennisball, Rucksack, Schaumstoffrolle etc.), und probieren Sie aus:

1. Kann ich damit schlafen und stört dies

»Schnarcher-Spielzeug«

Es gibt Methoden, die gehören in die Rubrik »Man hat es mal versucht auf dem großen Schnarcher-Markt«. Dazu zähle ich kleine Gitternetz-Röhrchen, die man sich in die Nase steckt und die bis zum Zungengrund reichen. Damit wird ein Kollaps im Rachen vermieden. Das erreicht man auch, wenn man nachts mit einem Tubus im Mund schläft. Es wundert nicht, dass sich diese Methode nicht durchgesetzt hat – viel zu unbequem. Mit Didgeridoo- oder Alphorn-Blasen oder mit einem täglichen Zungentraining (eine Art Elektrostimulation der Zunge) lassen sich bisher auch noch keine erfolgversprechenden Ergebnisse erzielen (seit 2022 laufen hier Studien bei Betroffenen mit einer geringgradigen Schlafapnoe, auch bei uns). Für einzelne Betroffene mag ein Zungen-/Rachenmuskulatur-Training möglicherweise sinnvoll sein, wir wissen nur noch nicht, für wen.

Es gibt auch Gerätschaften, die mithilfe von Unterdruck die Zunge ansaugen, also praktisch aus dem Mund in das Mundstück. Das sorgt rein mechanisch schon für einen positiven Effekt, da die Zunge nicht nach hinten fällt, aber diese Technik wird schlecht toleriert und hat sich daher nicht durchgesetzt. Interessanter finde ich da eher eine erst kürzlich publizierte Methode, die Dufttherapie: Durch einen Duft im Schlafzimmer, der den Schnüffelreflex auslöst, soll man weniger schnarchen. Hier fehlen aber noch einschlägige Untersuchungsergebnisse.

nicht meine Schlafqualität und 2. hilft es auch? Letztere Frage sollte auch die Partnerin oder der Partner beantworten. Eine Alternative zum Tennisball sind spezielle Kissen oder Matratzen, die verhindern sollen, dass man nachts längere Zeit auf dem Rücken liegt – kostspielig und aus meiner Sicht nicht zu empfehlen, da nicht ausreichend effektiv.

Die Betthochlagerung im Oberkörperbereich kann geringfügig helfen, da damit ein Anschwellen des Halsumfanges vermindert wird, wahrscheinlich aber eher bei übergewichtigen Schnarchern. Vom Fluid Shift, der Umverlagerung der Flüssigkeit im Körper beim Hinlegen, war ja bereits die Rede. Bei der Schlafapnoe hilft diese Maßnahme nicht wirklich und gehört daher nicht zu den Therapieempfehlungen. Aber selbst heute trifft man noch gelegentlich Patienten, sogar in Deutschland, die fast sitzend schlafen, um Schnarchen und insbesondere Atmungsaussetzer zu vermeiden. Das ist deswegen so bemerkenswert, weil es uns aufzeigt, dass 1. man als Apnoiker fast sitzen muss, damit sich was tut (geringe Hochlagerung wirkt nicht), und dass 2. die Schlafapnoe immer noch nicht ausreichend bekannt ist und beachtet wird. Am wirkungsvollsten gegen Schnarchen ist die für die Schlafapnoe zugelassene nächtliche Atmungstherapie, die aber allein für das Symptom Schnarchen nicht verordnet und vergütet wird. Ich kenne bisher auch keinen Schnarcher, der sich diese Therapie als Selbstzahler gönnt.

Eine Gewichtsabnahme ist immer sinnvoll. Während sie eine Schlafapnoe normalerweise nicht wesentlich bessert, sieht es für das Schnarchen schon anders aus. Mangels Forschung bediene ich mich hier meines Erfahrungsschatzes. 1. Merke ich bei mir selbst beginnendes Schnarchen bei nur 3 Kilo Gewichtszunahme und 2. eine Besserung, wenn die Kilos wieder purzeln. Ähnliches berichteten mir auch viele Betroffene.

Eine Antischnarchschiene, die nachts den Unterkiefer nach vorn verlagert, ist eine gute Therapiemöglichkeit. Da die professionelle Unterkieferprotrusionsschiene gegen die Schlafapnoe relativ teuer ist, bieten einige Firmen billigere Antischnarchschienen an. Wichtig ist, dass sie individuell angefertigt werden. Kaufen Sie sich keine Schiene in der Apotheke, sondern fragen Sie einen Schlafmediziner.

Eine Operation ist die letzte verbleibende Möglichkeit. Die Musik kommt aus dem Rachen, wo meist das vibrierende Gaumensegel den Sound macht, nicht die Zunge oder die Nase (in der Regel)! Eine Nasen-OP wird Schnarchen darum nicht verhindern, kann aber tagsüber das Gefühl des besseren und freieren Atmens vermitteln. Junge Menschen mit einem weiten Rachen, aber engem, weil voluminösem Gaumensegel können durchaus versuchen, sich minimalinvasiv das Gaumensegel operieren zu lassen. Es wird einfach verkleinert und damit der Atemweg erweitert. Meist wird dabei auch das Zäpfchen gekürzt. Eine solche OP kann effektiv sein, muss aber nicht. Meine klinische Erfahrung lehrt: Je enger der Rachen im Wachzustand, desto geringer die Wahrscheinlichkeit des Erfolges einer Operation.[24]

Merke

Bitte lassen Sie sich sowohl von einem HNO-Arzt als auch von einer Schlafmedizinerin beraten. Eine wirksame Therapie gegen Schnarchen gibt es nicht. Am effektivsten scheint die Anpassung einer Protrusionsschiene, die bei Schnarchpatienten ohne sonstige Krankheitssymptome von den Kostenträgern jedoch nicht vergütet wird. Verhaltensmaßnahmen können helfen (Vermeiden der Rückenlage und von Alkohol, Gewichtsreduktion).

Die Therapie des schläfrigen OSA-Patienten

Bei schläfrigen OSA-Patienten hängt der Erfolg einer mechanischen Therapie auch und vor allem von der Besserung der Tagessymptomatik ab.

Ist die Besserung des Symptoms Schläfrigkeit nicht ausreichend gegeben, sinkt erfahrungsgemäß die Motivation der Betroffenen zur Anwendung der Dauertherapie. Viele Betroffene bemerken bereits nach der ersten Therapienacht einen deutlich positiven Effekt. Bei den meisten hält dieser Effekt an, bei anderen entwickelt er sich erst langsam und bei nicht wenigen verschwindet er auch wieder bzw. ist von Anfang an nicht gegeben.

Ob bei schläfrigen OSA-Patienten eine PAP-Therapie ohne Nutzen für die Tagesschläfrigkeit sinnvoll hinsichtlich Lebenserwartung und Herz-Kreislauf-Risiko ist, ist bisher nicht belegt. Es gibt aber zunehmend wissenschaftliche Hinweise darauf, dass der Langzeitnutzen einer Therapie für das Herz-Kreislauf-Risiko in der Tat von der Beseitigung der Tagesschläfrigkeit abhängt. Das macht dieses klinische Symptom umso mehr zum Leitsymptom der OSA-Erkrankung und zum wichtigen Indikator und Verlaufssymptom für die Einleitung einer Therapie.

Häufigkeit der residualen Tagesschläfrigkeit

Wie häufig ist eine zurückbleibende Tagesschläfrigkeit trotz eingeleiteter PAP- oder Protrusionsschienen-Therapie? Zumindest für die PAP-Therapie gibt es folgende Daten: 10 bis 55 Prozent der therapierten Patienten weisen eine Restschläfrigkeit auf. Bei etwa 100 000 neuen

Patienten im Jahr in Deutschland, die auf eine Beatmungstherapie eingestellt werden, ist dies keine unbedeutende Anzahl. Die weite Spanne rührt daher, dass die Methodiken zur Bestimmung der Tagesschläfrigkeit in den durchgeführten wissenschaftlichen Untersuchungen unterschiedlich sind, vor allem in der Erfassung von CPAP-Nutzungszeiten, dem sozialen Umfeld, der Müdigkeit/Schläfrigkeit vor Therapie und der Begleiterkrankungen der Patienten, um nur einige Einflussfaktoren zu nennen.

Therapietreue und Tagesschläfrigkeit

Nachgewiesen ist ein Dosis-Wirkungs-Prinzip: Je länger die CPAP-Therapie pro Nacht genutzt wird, desto weniger schläfrig bleiben die Betroffenen. Die Restschläfrigkeit beträgt bei Patienten mit einer nächtlichen Nutzungsdauer von 6 bis 7 Stunden 32 Prozent und bei einer Nutzungsdauer von mehr als 7 Stunden nur noch 7 Prozent. Eine systematische Übersicht über 66 wissenschaftliche Untersuchungen, publiziert zwischen 1994 und 2015, ermittelt eine durchschnittliche Nutzung von 4,5 Stunden pro Nacht, ohne Tendenz der Änderung in diesem Zeitraum. Das ist wenig und führt zu einer potenziell hohen Anzahl noch müder und schläfriger CPAP-Nutzer. Sollten Sie bereits diese Therapie nutzen, dann hoffentlich mehr als diese 4,5 Stunden.

Mögliche Ursachen der residualen Tagesschläfrigkeit

Berichtet ein Patient während der ersten regulären CPAP-Kontrolle nach zirka 6 Monaten von einer anhaltenden Tagesschläfrigkeit, ist zunächst zu prüfen, ob die Therapie optimal eingestellt ist. Dazu gehören die Abfrage der Nutzungszeit (wünschenswert sind die mehr als 4 Stunden pro Nacht und mindestens 70 Prozent der Nächte), des Epworth Scores (sollte kleiner 10 sein) und von eventuellen Therapieproblemen wie Maskenundichtheiten (Leckagen), schlechtem Maskensitz, Schnarchen unter Therapie, Nasenschleimhautentzündung (Rhinitis), trockenem Rachen, Luft im Darm (Meteorismus), Hautproblemen etc. Eine ineffektive PAP-Therapie (hoher Rest-AHI, komplexe Apnoen, Atemflusslimitierungen etc.) sollte ebenso ausgeschlossen werden wie eine mangelnde Mitarbeit des Patienten (z. B. aufgrund von kognitiven Defiziten, Maskenproblemen, Insomnie usw.) oder eine traumschlafdominante Schlafapnoe, die bei Arousal im Traumschlaf zum unbewussten Entfernen der Maske führen kann.

Weitere die Therapie erschwerende Umstände können eine Rolle spielen, z. B. selbstverschuldeter insuffizienter, kürzer als 6 Stunden dauernder Schlaf, der durchschnittlich bei 7,1 Prozent einer Schlafklinik-Population vorkommt, eine vorhandene Depression, die bei 1 bis

2 Prozent der OSA-Patienten ausgeprägt ist und bei 38,8 Prozent der CPAP-Abbrecher vorkommt, eine Angststörung, eine Schilddrüsenunterfunktion, eine müde machende Begleitmedikation, Adipositas und/oder begleitende zusätzliche andere Schlafstörungen wie die unruhigen Beine (Restless-Legs- und PLM-Syndrom), eine Narkolepsie oder eine zirkadiane Schlaf-Wach-Rhythmus-Störung.

Eine nicht effektive PAP-Therapie kann hinsichtlich der Tagesschläfrigkeit den positiven Effekt der Therapie wieder komplett zunichtemachen. Gibt es Betroffene, die eher zu einer Restschläfrigkeit neigen? Ja, die gibt es und einige seien hier genannt: ein hoher Ausgangs-Epworth-Score bei eher niedrigem AHI, junges Alter, noch kurze CPAP-Anwendungszeit, eine kurze Einschlaflatenz, ein Tiefschlafdefizit und der vor der Therapie bereits bekannte Tagschlaf (Mittagsschlaf oder oft Nickerchen) (Dongol 2016, Vernet 2011) als Zeichen von Tagesschläfrigkeit. Roeder et al. (2020) ergänzen noch das schnelle Wiederauftreten von Atmungsstörungen nach einem PAP-Anwendungsstopp als einen wesentlichen Grund für Rest-Tagesschläfrigkeit unter der PAP-Therapie. Das bedeutet: Bei Aussetzen der Therapie treten bereits in der ersten oder zweiten Nacht ohne Maske wieder so viele Atmungsstörungen auf wie vor Beginn der Therapie.

Ist die Restschläfrigkeit zentralnervös bedingt?

Auf der einen Seite wird die intermittierende Hypoxämie, d. h. die nächtlichen Sauerstoffabfälle, als Ursache für oxidativen Stress und Zelluntergang im Gehirn angesehen. Insbesondere eine längere Zeit nicht behandelte Schlafapnoe mit markanten Sauerstoffabfällen bewirkt eine Schädigung im Zentralnervensystem und eine der Folgen ist eben die Tagesmüdigkeit oder -schläfrigkeit. Derartige Hirnschäden sind auch in der Magnetresonanztomografie bereits nachgewiesen, trotzdem ist diese aufwendige und teure Untersuchung bisher kein Bestandteil der schlafmedizinischen Betreuung von Schlafapnoe-Patienten. Die intermittierende Hypoxämie führt auch zu einer Beeinträchtigung der Schlafhormone Melatonin und Orexin, des Proteins TNF-a, der histaminergen Neurone (Nervenzellen im Gehirn, die Histamin produzieren und freisetzen und unter anderem die Regulierung des Schlaf-Wach-Zyklus beeinflussen), des Mikrobioms (in Nase, Darm, Rachen) und hat auch genetische Veränderungen und eine Beeinträchtigung der Schlafqualität zur Folge. Zusammengefasst: Die Sauerstoffabfälle sind ungesund. Die Hypoxämie-Hypothese ist zwar schlüssig, aber sicher nur teilweise zutreffend, denn die Restschläfrigkeit betrifft ja meist jüngere Patienten, die noch keine lange OSA-Historie und auch eine meist nur moderate

Schlafapnoe haben. Weitere pathophysiologische Mechanismen, wie genetische oder individuelle kognitive Einflüsse, werden diskutiert.

Patienten mit einer Restschläfrigkeit unter CPAP haben oft auch einen erhöhten Depressions-Score mit Beeinträchtigung der ausführenden Funktionen/Handlungen, weniger der kognitiven Fähigkeiten. Ansonsten ist das Befinden dieser Betroffenen häufig zusätzlich geprägt von Fatigue (Erschöpfung), einer geminderten Lebensqualität, einer veränderten Wahrnehmung der eigenen Gesundheit und einer eingeschränkten Fahrtüchtigkeit. Was die Lebensqualität betrifft, sind es vor allem die Energie und die Emotionen, die unter Restschläfrigkeit leiden.

Wie ist das Management einer Restschläfrigkeit?

Die Problembewältigung kann in der Praxis, im Schlaflabor oder beim Anbieter der CPAP- oder Schienen-Therapie erfolgen. Zunächst sollte bei den Beatmungsgeräten die Nutzungszeit mittels Auslesen des Speichers bzw. des Stundenzählers kontrolliert werden. Zusätzlich erfolgt eine Befragung zur Therapietreue, der Wirkung und ggf. zu Nebenwirkungen. Bei Problemen sollte immer eine Polygrafie zur Objektivierung des AHI und der Sauerstoffwerte unter der CPAP-Therapie erfolgen. Bei Patienten, die mit der Therapie gut zurechtkommen und keine Probleme mehr haben, kann man auch auf die interne Aufzeichnung der Qualität der Atmung mit dem PAP-Gerät vertrauen.

Jede Nacht ermitteln die Atmungsgeräte heute die Anzahl der Restatmungsstörungen, die Leckage, die Nutzungszeit und andere Parameter. Auch die Protrusionsschiene kann heute schon bei einigen Modellen die Nutzungszeit detektieren. Zeigt sich hier eine nicht optimale Einstellung, dann ist bei der PAP-Therapie eine Druck- und/oder Modus (CPAP, APAP, BiLevel-Therapie)-Optimierung vorzunehmen oder bei der Protrusionsschiene eine Optimierung des Vorschubs. Bei Bedarf sollte auch die Therapiemethode umgestellt werden, von Druckatmung auf Schiene oder von Schiene auf Druckatmung oder auf eine Kombinationstherapie (CPAP plus Lagetherapie oder CPAP plus Schiene usw.).

Bei Verdacht auf komplexe Apnoen, Flusslimitierungen, Traumschlafbezogene Atmungsstörungen, Hypoventilationen oder/und eine Beeinträchtigung der Schlafqualität z. B. mit häufigem nächtlichem Erwachen, vermehrten Arousals oder Tiefschlaf-Defizit ist eine Polysomnografie im Schlaflabor indiziert. Selbiges gilt auch bei Verdacht auf andere Schlafstörungen wie periodische Beinbewegungen, Hypersomnie, Parasomnie, Schlaf-Wach-Rhythmus-Störung oder eine Insomnie und bei einem Missverhältnis zwischen subjektiven Beschwerden und dem Epworth Score. Auch der mit einem Schlafmittel versorgte Betroffene gehört zur Kontrolle und ggf. Optimierung der Therapie ins Schlaflabor.

Die Festlegung eines strukturierten Vorgehens hat eine große Bedeutung; erstens wegen der Beschwerden und Folgen der Restschläfrigkeit und zweitens, weil sonst die Gefahr besteht, dass die Maßnahmen der Primärtherapie nicht mehr befolgt werden.

Medikamentöse Behandlung

Die bisher übliche Therapie der Restschläfrigkeit ist in den USA die medikamentöse Behandlung mit Modafinil oder Armodafinil. Beide Wachmacher sind aus medizinischer Sicht geeignet, aber nicht bei allen Betroffenen anwendbar. Modafinil war bis 2010 auf dem europäischen Markt, hat dann aber von der Europäischen Arzneimittelbehörde die Zulassung für die Restschläfrigkeit unter CPAP wieder verloren. Armodafinil ist nie zugelassen bzw. in Europa nie zur Zulassung angemeldet worden. Der Einsatz dieser Mittel senkt den Epworth Score um nur circa 2.

Merke

Wenn die Schlafapnoe effektiv therapiert ist, sich eine vorbestehende Tagesschläfrigkeit aber nicht bessert, dann sollte man sich bei den betreuenden Ärzten erneut vorstellen. Eine Diagnostik der Schläfrigkeit soll im Schlaflabor erfolgen.

Andere Medikamente, die (nicht zugelassen für die Schlafapnoe – sogenannter »Off-Label-Use«) auch in der klinischen Praxis genutzt werden, sind Methylphenidat (z. B. Ritalin), bekannt von der Behandlung einer Aufmerksamkeitsdefizit-Hyperaktivitätsstörung (ADHS), und Amphetamine. Zwischen 2010 und 2015 haben in den USA 5 Prozent von 12,5 Millionen CPAP-Patienten einen Wachmacher verschrieben bekommen. Von den 5 Prozent haben nur 30 Prozent Modafinil oder Armodafinil bekommen, aber zwei Drittel Amphetamine, Dextroamphetamine, Methylphenidat oder Metamphetamin u. a. Bitte kommen Sie nicht in Versuchung, derartige Mittel auszuprobieren, denn es sind keine gesunden Wachmacher und haben zum Teil hohes Abhängigkeitspotenzial. Ich selbst habe in meiner langen Laufbahn erst geschätzte zwei Mal Amphetamine verordnet.

Die medikamentöse Therapie sollte stets durch die betreuenden Schlafmediziner erfolgen. Derzeit in Deutschland einzig zugelassene Medikamente für diese Indikation sind Pitolisant und Solriamfetol. Nach 4-wöchiger Einnahme sollten sich die Betroffenen erneut beim Schlafmediziner vorstellen. Ist der Effekt subjektiv anhaltend, dann ist er auch mittels der Epworth Scale festzuhalten und eine Fortführung ist angezeigt.

Pitolisant ist ein Histamin-H_3-Rezeptor-Antagonist und inverser Agonist, welcher die Histamin-Autorezeptoren im Zentralnervensystem blockt. Histamin ist ein Wachmacher und Pitolisant entfaltet hier seine Wirkung. Mit diesem Medikament mindert sich der Epworth Score um zirka 3 bis 6 Punkte (zur Erinnerung: die PAP-Therapie wirkt sich mit zirka 4 Punkten aus). Ein wesentlicher Vorteil von Pitolisant ist der nur geringe Einfluss auf das Herz-Kreislauf-System. Mögliche Nebenwirkungen sind Kopfschmerzen, Übelkeit, Appetitverlust, Angst, Insomnie, Schwindel und Erkältungserkrankungen.

Solriamfetol wurde 2019 zugelassen für die Behandlung der Tagesschläfrigkeit bei Narkolepsie und die Restschläfrigkeit trotz Therapie bei OSA-Betroffenen. Solriamfetol hat einen anderen Wirkmechanismus als Pitolisant, es ist ein Noradrenalin-Dopamin-Wiederaufnahmehemmer. Noradrenalin und Dopamin gehören, wie Histamin auch zum Wachsystem. Es ist ebenso wirksam wie Pitolisant, birgt aber mehr Herz-Kreislauf-Risiken. Leider gibt es keine Prädiktoren, welches Medikament für wen geeignet ist. Häufigste Nebenwirkungen sind wie bei Pitolisant Kopfschmerzen, Übelkeit und Appetitverlust mit je ca. 10 Prozent bei einer Dosis von 150 mg. Ratsam ist, wegen des geringeren Nebenwirkungsprofils mit Pitolisant zu beginnen und danach, wenn es nicht ausreichend bzw. gar nicht wirkt, ggf. auf Solriamfetol umzustellen. Sie sollten sich hierzu mit Ihrer Schlafmedizinerin beraten.[25]

Zur Erinnerung

Bei Berufskraftfahren unter medikamentöser Therapie ist spätestens nach den ersten 6 Monaten (bei andauernder Tagesschläfrigkeit früher) eine Therapiekontrolle im Schlaflabor inkl. MWT-Test durchzuführen.

Während der Zeit der Einstellung auf eine medikamentöse Therapie sollten sich die Betroffenen dann wieder in der Schlafambulanz vorstellen, wenn es Probleme mit der Primärtherapie gibt oder die medikamentöse Therapie länger als 4 Wochen nicht oder nicht mehr ausreichend wirkt oder Nebenwirkungen auftreten.

Zwölf Monate nach Einleitung einer erfolgreichen Therapie kann auf Wunsch des Patienten ein einwöchiger Auslassversuch erfolgen. Sollte die Tagesschläfrigkeit auch ohne medikamentöse Therapie jetzt besser sein, kann pausiert werden. Im anderen Fall wird die Therapie fortgesetzt.

Im Übrigen kann man die Therapie ggf. auch nur bei Bedarf einsetzen. Stört die Tageschläfrigkeit zum Beispiel am Wochenende nicht, dann braucht man am Samstag oder Sonntag auch keinen Wachmacher einzunehmen. Es ist zumindest einen Versuch wert, auch wenn man Pitolisant eigentlich regelmäßig einnehmen sollte.

Sollte die Wirkung von Pitolisant oder Solriamfetol nachlassen, dann kann man zunächst die Dosis steigern und/oder auf den Tag verteilen. Wenn eine Dosissteigerung bis zur Höchstdosierung nicht hilft, dann muss man zu den Off-Label-Medikamenten wechseln. Helfen selbst Modafinil oder gar Amphetamine nicht, dann ist im Einzelfall das Procedere mit den Patienten, der Krankenkasse und/oder dem Betriebsarzt zu klären, da eine ausgeprägte Tagesschläfrigkeit trotz optimaler OSA-Therapie zur Minderung der Erwerbsfähigkeit und zur Arbeitsunfähigkeit führen kann.

Das oben beschriebene Management kann auch bei der Therapie mit einer Unterkieferprotrusionsschiene oder einem Zungenschrittmacher zum Tragen kommen.

Merke

Bei bestehender Restschläfrigkeit trotz optimaler Behandlung der Schlafapnoe ist eine medikamentöse Therapie möglich und notwendig.

Telemedizin

Die Telemedizin kann bei der Schlafapnoe nützliche Dienste leisten.

Jahrzehntelang wurden die Patienten mit der PAP-Therapie nach 1 bis 2 Nächten im Schlaflabor nach Hause geschickt und nach ca. 6 Monaten zur ersten Kontrolle wieder einbestellt. Dazwischen und danach kam es meist nur zum Kontakt, wenn die Betroffenen sich proaktiv bei Problemen meldeten.

Aktuell beenden leider noch 12 bis 40 Prozent die CPAP-Therapie in den ersten 3 Monaten der Anwendung. Das ist eine beträchtliche Anzahl, die es zu reduzieren gilt. Eine der Ursachen dafür ist die mangelnde Therapiebegleitung, die aber nicht zwingend durch ärztliches oder Pflege-Personal durchgeführt werden muss, sondern eben auch telemedizinisch erfolgen kann.[26]

Daher setzt genau hier die Telemedizin an. Das ist auch nötig, denn eine Aufstockung des schlafmedizinischen Personals ist in den nächsten Jahrzehnten nicht absehbar und nicht finanzierbar. Es besteht ein gravierender Mangel an Spezialistinnen und Spezialisten und es fehlt an einer adäquaten Vergütung für flächendeckende, auch ambulante Therapieeinstellungen und für die stetig zunehmenden Therapie-Kontrollen. Neue Versorgungsmodelle in der PAP-Therapie sind demnach notwendig geworden, da der Erstversorgungsbedarf zu hoch ist und weiter ansteigt und die Masse an therapierten Patienten face-to-face und regelmäßig in den Praxen oder Schlafzentren nicht dauerhaft kontrolliert werden kann. Und genau dazu braucht es telemedizinische Lösungen, die in der

Schlafmedizin heute auch schon Anwendung finden, bisher aber nicht vergütet werden.

Wir prüften in einer Studie in Berlin[27] ein Modell der ambulanten PAP-Ersttherapie einer Gruppe von OSA-Patienten, die eine schwere Schlafapnoe hatten, mit Tagesschläfrigkeit, aber ohne wesentliche Komorbidität. Diese Patienten wurden ohne Druckeinstellung und Kontrolle im Schlaflabor versorgt. Dabei bestätigte sich wie in vielen anderen Studien auch, dass diese Form der Versorgung, die häusliche automatische Einstellung auf eine Überdruckatmung, machbar und genauso effektiv ist wie die Standardversorgung, die PAP-Einleitung im Schlaflabor. Voraussetzung für die sogenannte ambulante Therapieeinstellung ist ein Telematik-fähiges PAP-Gerät, mit dem die häusliche Therapie in den ersten Wochen engmaschig kontrolliert werden kann, sowie die Expertise der beteiligten Ärzte und des sonstigen medizinischen und technischen Personals.

Merke

Insbesondere die Therapiekontrollen können und sollten mithilfe der Telemedizin erfolgen. Auch die Initiierung einer Überdruckatmung kann bei einigen Patienten telemedizinisch und ambulant ohne Übernachtung im Schlaflabor erfolgen. Dieses Procedere sollte erfahrenen und spezialisierten Schlafmedizinern vorbehalten sein.

Die ambulante telemedizinbasierte Einstellung auf eine PAP-Therapie spart im Vergleich zur herkömmlichen Einstellung im Schlaflabor zudem Kosten und Wartezeit (mehr als 30 Tage). Durch das ambulante Management werden zudem Ressourcen in den Schlafzentren gespart, die dann für Patienten mit Komorbiditäten und besonderer Erkrankungsschwere zur Verfügung stehen. Darüber hinaus werden die Sozialsysteme und die Wirtschaft durch eine Reduktion von Arbeitsfehltagen und den Wegfall von Arztbesuchen entlastet und es werden Kosten gespart.

Die meisten PAP-Geräte haben bereits die Internet-Option integriert und besitzen die Möglichkeit des Datentransfers in die »Cloud« und von da zu den Schlafzentren oder zum Anbieter des PAP-Gerätes. Sollte Ihnen eine Einstellung auf ein nächtliches Atmungsgerät bevorstehen, dann fragen Sie dazu den Sie betreuenden Schlafmediziner.

Ähnliche telemedizinisch begleitete Versorgungsmodelle mit alternativen Therapien, wie der Protrusionsschiene oder dem Hypoglossus-Schrittmacher, sind denkbar. Klärungsbedarf besteht jedoch bezüglich der Vergütung der Leistungserbringer und der Ärzte.

Pflege der Therapiegeräte: CPAP, MAD

Einige wenige Handgriffe sorgen für ein hygienisches Therapiegerät.

Was die Pflege der CPAP-Therapiegeräte angeht, so braucht es einen Kompromiss zwischen »täglich« und »gar nicht«. Ich habe Patienten gesehen, die nach einem Jahr Therapie fragten, ob sie Maske, oder Schlauch oder Befeuchter mal reinigen müssten. So sah dann die Maske auch aus, insbesondere der Silikoneinsatz: alt und braun. Aber die Patienten erfreuten sich eines normalen, gesunden Lebens und wendeten die Therapie kontinuierlich an. Als Lungenarzt weiß ich, dass die Lunge ein sehr offenes Organsystem ist, mit guter Filter- und Abwehrfunktion. So schnell wirft uns nichts um, auch nicht die braune Maske.

Dennoch sollte man einige Grundregeln beachten. Diese sind in den Unterlagen zum CPAP-Gerät nachzulesen.

Die aus meiner Sicht wichtigsten Tipps:

- Halten Sie Ihre Maske morgens einmal unter den Wasserstrahl, den Schlauch einmal in der Woche.
- Gönnen Sie sich einmal im Jahr eine neue Maske und einen neuen Schlauch.
- Wechseln Sie den (weißen) Feinfilter, sofern Sie einen haben, wenn er dunkel wird (zirka alle 2 bis 3 Monate), und den Grobfilter zirka zweimal pro Jahr.
- Behandeln Sie die Maske, den Schlauch und das gesamte Atmungsequipment nicht mit Gerätschaften, die versprechen, mit Ozon-Gas/ultraviolettem Licht zu reinigen. Hierzu gab es Sicherheitsmängel-Warnungen von der Amerikanischen FDA (Food & Drug Administration), die auch für die Zulassung von Arzneimitteln und Medizinprodukten verantwortlich zeichnet.

Die Nutzer eines Warmluftatemgasanfeuchters wissen, dass man Leitungswasser nehmen kann, dieses aber täglich erneuern und den Befeuchter auch regelmäßig reinigen sollte. Eine Alternative ist destilliertes oder abgekochtes Wasser, dieses muss dann nicht täglich gewechselt werden. De facto hält sich das Wasser im Reservoir ja auch nicht. Je höher die zusätzlich eingestellte Wärmebehandlung des Wassers, desto höher der Wasserverbrauch in der Nacht. Ein Freund von mir mit stattlicher Größe und Gewicht wunderte und beschwerte sich oft, dass sein Wasserbehälter morgens leer sei. Er hat eben ein großes Zugvolumen, wie wir sagen. Er ventiliert deutlich mehr Luft als eine Frau mit 55 Kilo Körpergewicht und 1,65 Meter Größe. Die Lösung war pragmatisch: Temperatur runterstellen und etwas mehr Wasser in den Behälter füllen, als der Eichstrich vorgibt.

Die Folge fehlenden Wassers in den Morgenstunden ist ein trockener Rachen, was sogar zu einem Weckreiz führen kann. In den kalten Wintermonaten, wenn es im Zimmer auch kalt ist, kondensiert das feuchtwarme Luftgemisch im Schlauch deutlich mehr. Folge sind ein schneller leer werdender Wassertank und Blubbern von Wasser im Schlauch, je nachdem, wie dieser nachts positioniert ist. Abhilfe schafft hier ein beheizbarer Schlauch, Den können Sie bei den Anbietern der PAP-Geräte anfordern. Ihre Schlafmedizinerin wird bei Bedarf eine entsprechende Verordnung veranlassen. Wer es konventionell mag, kann dem Schlauch auch ein selbst gehäkeltes Etwas überstülpen – Hauptsache es hält warm.

Merke

Die Anwendung der CPAP-Therapie ist nicht pflegeaufwendig, aber die Befolgung einiger Grundregeln ist wichtig.

Dass die mechanische Therapie auch Tücken haben kann, zeigt eine seit mehr als 3 Jahren laufende Rückrufaktion der Firma Philips. Die Schaumstoffmaterialien, die in einem Beatmungsgerät verarbeitet sind und der Filterung und der Geräuschdämmung dienen, können Mikropartikel absondern, die sich in der Lunge festsetzen können. Die Lunge hat zwar, wie schon beschrieben, die Fähigkeit, sich selbst zu reinigen, nicht aber von festen Bestandteilen, die dann sogar Krebs auslösen können. Hier ist Vorsicht das Gebot der Stunde und daher sollten Sie, wenn Sie heute noch ein Philips-Gerät nutzen, welches vor 2022 verordnet wurde, dieses austauschen lassen. Sie bekommen ein neues, »sicheres« Modell. Die meisten Betroffenen sind bereits erfolgreich umgestellt.

Unterkieferprotrusionsschienen sollten wie herausnehmbarer Zahnersatz regelmäßig, also jeden Morgen, gereinigt werden.

Gerätekunde

An dieser Stelle soll einmal auf die verschiedenen Gerätetypen eingegangen werden. Die Geräte unterscheiden sich in der Form, der Lautstärke, der Druckstabilität bei hohen Drücken, der schnellen effektiven Druckänderung (im APAP-Modus), im Gewicht, in der Bedienung, im Umgang mit dem Warmluftbefeuchter und in den möglichen Einstelloptionen. Für Vielreisende sind sicher das Gewicht und die Größe wichtig, für Patienten, die das Gerät regelmäßig zu Hause nutzen, eher Standfestigkeit und einfache Bedienung und für den Camping-Freund, den LKW-Fahrer oder den Bootsbesitzer der Adapter für die Batterie. Lassen Sie sich vom Schlafmediziner beraten, aber auch von den Firmen, die Sie mit einem Gerät versorgen wird, von Ihrer Krankenkasse oder von einer Selbsthilfegruppe oder von Bekannten, die bereits ein Gerät nutzen, oder informieren Sie sich im Internet. Sie haben durchaus Mitspracherecht. Ihnen muss das Gerät auch in Aussehen, Lautstärke und Funktion zusagen. Der Wettlauf der PAP-Hersteller um immer neuere Geräte ist übrigens beendet. Während früher alle 2 Jahre neue Geräte auf den Markt kamen, dauert es heute mehr als 5 Jahre und dann ist es meist ein Update, weniger ein vollkommen neues Design. Das spricht dafür, dass die Technologie schon sehr ausgereift ist und Sie mit annähernd jedem PAP-Gerät gut ausgerüstet sind.

OSA auf Reisen

OSA-Therapie funktioniert nicht nur in den heimischen vier Wänden, sondern auch unterwegs.

Was machen Betroffene, die auf Reisen gehen, mit ihrem CPAP-Gerät? Mitnehmen natürlich! Es ist wissenschaftlich erwiesen, dass, wenn man bei regelmäßiger Therapienutzung nach einem Jahr mal aussetzt, man die ersten Tage nur wenige Atmungsstörungen hat, aber nach 3 bis 5 Nächten wieder den Ausgangsbefund wie vor der Therapie. Die nächtliche Atmungstherapie, die Schiene oder eine Lagetherapie heilen nicht, sondern sie verhindern die Atmungsstörungen in der Nacht der Anwendung. Vergleichbar ist dies mit einer Brille: Nutze ich sie, sehe ich gut, nutze ich sie nicht, sehe ich schlecht. Nutze ich mein PAP-Gerät, schlafe ich gut und gesund, nutze ich es nicht, ist der Schlaf schlechter und die Atmungsstörungen sind wieder da.

Das heißt, man kann an einem Wochenende die Therapie mal aussetzen, aber bitte nicht im Urlaub. Warum sollte man ausgerechnet im Urlaub ungesund schlafen? Das Therapiegerät kann man im Flughafen durchaus aufgeben. Wenn man auf Nummer sicher gehen will, dann führt man es im Handgepäck mit sich. Glücklicherweise sind die Geräte heute nicht mehr so groß und schwer wie vor 20 bis 30 Jahren. Sie sind kleiner und leichter geworden.

Eine Alternative zur konventionellen PAP-Therapie auf Reisen ist das Reise-PAP-Gerät, welches die Ausmaße einer dicken Taschenlampe hat. Es ist damit gut transportabel, allerdings nicht ganz so leistungsstark. Für Betroffene mit einem hohen Atmungsdruck sind diese

»Mini«-Geräte eher nicht geeignet. Es gibt mehrere Anbieter für diese kleinen Geräte. Über Vor- und Nachteile sollte man sich gut beraten lassen, denn in der Regel muss man diese zusätzlichen »Reise«-Geräte selbst bezahlen.

Eine andere Alternative ist die Nutzung einer Unterkieferprotrusionsschiene im Urlaub oder auf Reisen. Sie nimmt einfach viel weniger Platz in Anspruch und ist meist annähernd so gut wie die PAP-Therapie. Sie wird als Zweittherapie von den Krankenkassen aber auch nicht vergütet und die Kosten für eine gute Schiene (inklusive der Zahnarztkosten) liegen aktuell etwa bei 700 bis mehr als 1000 Euro.

Das Reise-CPAP mit Batterie oder die Schiene kann man auch gut bei einem Langstreckenflug an Bord anwenden. Ein Freund von mir fliegt regelmäßig und nutzt sein konventionelles PAP-Gerät auch an Bord (Business-Klasse). Er hat mir berichtet, dass es Airlines gibt, die dies erlauben, aber auch solche, die es verbieten. Ich denke, das liegt auch an der Angst vor einem unbekannten technischen Gerät und/oder den fehlenden Instruktionen. Ich würde daher im Flieger eher zur Anwendung einer Schiene raten, wenn man nicht als lauter Schnarcher seine Umgebung »nerven« möchte.

Merke

Die Schlafapnoe-Therapie sollte auch im Urlaub genutzt werden. Bei Verlust oder Ausfall kann man kurzzeitig auch ohne Therapie schlafen. Patienten mit extremer Tagesschläfrigkeit oder erhöhtem Herz-Kreislauf-Risiko sollten vor einem Urlaub ihren Anbieter kontaktieren und nach Vertretungen am Urlaubsort fragen.

Was, wenn am Urlaubsort das Gerät kaputtgeht? Alle großen Hersteller haben Hotlines und, wenn Sie Glück haben, auch eine Vertretung in dem Land, in dem Sie sich gerade befinden. Informieren Sie sich daher vor Antritt einer Auslandsreise. Wenn gar nichts geht, Sie zum Beispiel Outdoor-Urlaub machen ohne verfügbaren Strom, dann haben Sie eine Batterie dabei (zum Beispiel Autobatterie) und einen Adapter für Ihr Gerät oder aber es bleiben Ihnen wohl nur ein paar Nächte ohne Therapie. Das Risiko dabei ist eher gering und nicht zu vergleichen mit dem eines Diabetikers, dem das Insulin ausgeht. Im Fall einer ungewollten Therapiepause sollten Sie zumindest den Oberkörper etwas hochlagern und sich vielleicht eine Kinnbinde basteln.

OSA im Krankenhaus

Was sollten Patienten mit Verdacht auf eine Schlafapnoe beachten, wenn sie operiert werden sollen?

Wenn ein Krankenhausaufenthalt mit OP ansteht, sollten Sie im Vorfeld zumindest ein ambulantes Schlafapnoe-Screening durchführen, denn bei OSA-Patienten besteht ein erhöhtes Risiko für Komplikationen vor, während und nach der OP. Zu diesen gehören Blutungen, Atelektasen (Minderbelüftung von Lungenabschnitten), die Hypotonie (niedriger Blutdruck), Hypoxämien (Sauerstoffabfälle), Lungenarterienembolien und Lungenentzündungen. Die postoperativen Veränderungen im Körper und anhaltende Medikamentenwirkungen nach Allgemeinanästhesie wirken sich auch negativ auf das Ausmaß der Schlafapnoe aus. Dies kann zu einem Anstieg von postoperativen Atmungsstörungen (Apnoen, Hypopnoen, Hypoventilationen) führen. Für bestimmte Personengruppen wie z. B. HNO-Patienten mit Einlage einer postoperativen Nasentamponade ist ein solcher Effekt in Studien gut beschrieben. Die aufgrund verschiedener chirurgischer Eingriffe notwendige postoperative Rückenlage kann ebenfalls zu einem Anstieg der Apnoen/Hypopnoen und damit zu einem erhöhten Sauerstoffmangel-Risiko führen.

Bei Verdacht auf eine moderate bis ausgeprägte Schlafapnoe empfehle ich daher vorab die Einleitung einer spezifischen Therapie. Sie schützt davor, dass man nach dem Entfernen des Beatmungstubus nach der OP erneut intubiert werden muss, weil die Atemwege zusammenfallen und der Sauerstoffgehalt im Blut sinkt. Eine Erste-Hilfe-Maßnahme wäre eine Unterkieferprotrusionsschiene, die verhindert, dass der Unterkiefer nach hinten klappt, was in Rückenlage nach einer Operation unter dem Einfluss von Narkosemitteln, Schmerzmitteln und Schlafmitteln sehr wahrscheinlich ist. Ich selbst habe einige schwere Apnoiker auf der Intensivstation gesehen, die im Vorfeld nicht behandelt waren und mit denen das Pflegepersonal und zum Teil auch die Ärzteschaft nichts anzufangen wussten. Im besten Fall wurde schlafmedizinischer Rat eingeholt und den Betroffenen eine Überdruckatmungstherapie angepasst. Im schlechtesten Fall wurden sie einfach länger beatmet. Je länger man beatmet wird, desto höher wird aber die Wahrscheinlichkeit für das Auftreten eines postoperativen Verwirrtheitssyndroms (postoperatives Delir) und anderer Komplikationen.

Ein anderes Problemfeld ist das Nutzen der Überdruckatmungs-Therapie im Krankenhaus. Stellen Sie sich vor, Sie müssen operiert werden oder für eine paar Tage aus anderem Grund ins Krankenhaus und dürfen ihr Gerät nicht mitnehmen? Hier gibt es in der Tat eine Gesetzeslücke, die noch nicht geschlossen ist. Selbsthilfegruppen in Deutschland haben sich aber dieses Themas angenommen[28]. Es ist nämlich so, dass das Krankenhaus für Ihr Therapiegerät, welches Sie mitbringen, nicht verantwortlich ist, und auch nicht der Arzt, der ja kein Fachmann ist, an diesem

Merke

Vor einem Krankenhausaufenthalt sollten Sie die behandelnden Ärztinnen und Ärzte über die vorhandene Schlafapnoe-Therapie informieren.

keine Veränderungen vornehmen wird oder kann. Das wäre nur der Fall, wenn Ihnen das Krankenhaus für den Zeitraum ihres Aufenthaltes ein Therapiegerät zur Verfügung stellte. Dann wäre es auch für die Therapie verantwortlich.

Sie sollten also im Vorfeld eines Aufenthaltes auf der Station nachfragen, ob Ihnen ein Therapiegerät zur Verfügung gestellt wird. Ich rate aber, Ihr eigenes Gerät mitzunehmen und auch zu nutzen. Sollte es in der Klinik Fragen dazu geben, dann kontaktieren Sie Ihren Anbieter oder die Schlafmediziner des Krankenhauses. Sollen Sie operiert werden und sind bereits mit einer Schlafapnoe-Therapie versorgt, dann informieren Sie bitte unbedingt die Anästhesistin darüber, dass Sie eine OSA-Therapie, ob Schiene oder PAP oder Hypoglossusschrittmacher, nutzen, damit Ihr Therapiegerät unmittelbar nach Ausleiten der invasiven Beatmung eingeschaltet bzw. es Ihnen aufgesetzt werden kann.

OSA und Beruf

Ist die Schlafapnoe bzw. deren Therapie mit der beruflichen Tätigkeit vereinbar? Grundsätzlich ja, aber mit Einschränkungen.

Nichtmüde Schlafapnoiker haben in der Regel noch einen erholsamen Schlaf und können damit eigentlich jedem Beruf nachgehen. Ein Problem ist im Zweifelsfall die Gesetzgebung, die besagt, dass Schlafapnoiker alle drei Jahre nachweisen müssen, dass sie nicht schläfrig bzw. nicht mehr schläfrig sind, wenn sie ein Fahrzeug führen wollen. Es wird also pauschal vermutet, dass sie müde sind.

Daher sollten Sie, selbst wenn Sie eine milde, nicht behandlungsbedürftige Schlafapnoe haben und auf Ihr Fahrzeug angewiesen oder sogar Berufskraftfahrer- oder -fahrerin sind, alle drei Jahre bzw. zwölf Monate einen Test auf Tagesschläfrigkeit anfordern. Das gilt ohnehin, wenn Sie behandlungsbedürftig oder in Therapie sind. Das ist aufwendig und verursacht sicher auch Stress beim Organisieren. Aber nur dann sind Sie auf der sicheren Seite, insbesondere, wenn mal ein Unfall passiert.

Es gibt heute viele LKW-Fahrer, die in ihrer Schlafpause das CPAP-Gerät mittels Autobatterie nutzen, oder Feuerwehrleute, die zu Hause oder im Dienst auf der Wache ihr Beatmungsgerät oder ihre Schiene immer einsatzbereit haben. Eine regelmäßige Nutzung ermöglicht nicht nur gute Schlafqualität, sondern auch gute Lebensqualität, zu der ja auch der Spaß an der Arbeit gehört. Niemand von den OSA-Betroffenen möchte wegen der Erkrankung den Job aufgeben. Das muss man auch nicht, es sei denn, die Tagesschläfrigkeit ist selbst mit modernen Wachmachern nicht therapierbar.

Es sind bereits zwei Berufsgruppen mit einer unregelmäßigen Arbeitszeit genannt worden – Feuerwehrleute und Berufskraftfahrer. Unregelmäßige Arbeitszeiten inkl. Schichtarbeit sind häufig auch ein Trigger für eine Insomnie, eine Ein- oder Durchschlafstörung oder das frühmorgendliche Erwachen. Man nennt dies auch Schichtarbeiter-Syndrom, oder eben einfach nur Insomnie, wenn Schichtarbeit kein Thema ist. Die Insomnie führt zu nichterholsamem Schlaf und muss, wenn sie schwer und chronisch ist, ggf. auch medikamentös behandelt werden.

Die Schlafmittel-Therapie hat ein extrem schlechtes Image, aber in der Praxis ist sie gerade bei diesen Personen sehr hilfreich und erhält die Arbeitsfähigkeit. Selbst im Extremfall, dem Vorliegen einer Schlafapnoe und einer Insomnie, kann man noch funktionieren und muss nicht schläfrig sein, denn schlaffördernde Mittel und OSA-Therapie schließen sich nicht aus. Eine Nachtschichtarbeiterin mit beiden Erkrankungen kann durchaus morgens von der Arbeit kommen, sich eine Melatonin-Tablette oder Zolpidem gönnen, sich hinlegen, die Maske aufsetzen und mit dieser Vorbereitung gute 6 Stunden schlafen und annähernd erholt und leistungsbereit aufwachen. Bei einer leichten Insomnie reicht vielleicht schon eine Verhaltenstherapie, eine Baldrian-Tablette oder der warme Kamillentee. Bei einer schweren Insomnie ist Zolpidem das Mittel der Wahl, weil es nicht so lange wirkt und nach 6 bis 8 Stunden keine Wirkung mehr zeigt.

Eine Alternative, vor allem für den Nachtschlaf, sind das schon genannte Eszopiclon, in Deutschland als Lunivia auf dem Markt, und Daridorexant (Quviviq), welches für eine Langzeittherapie der Insomnie zugelassen ist. Diese beiden Ein- und Durchschlafmittel haben auch keinen Effekt auf die schlafbezogenen Atmungsstörungen und machen morgens bzw. nach dem Schlaf keinen Überhang, d.h. das Gefühl, noch müde zu sein und schwer wach zu werden. Denn für alle berufstätigen Betroffenen ist ein morgendlicher Überhang eines schlaffördernden Mittels kontraproduktiv und nicht erwünscht.

Für solch ein ausgeklügeltes Regime braucht es aber auch die Mitarbeit der Betroffenen und der Betriebsärzte und Arbeitsmediziner. Betroffene mit Schlafstörungen brauchen Ansprechpartner, die wissen wie man präventiv handeln kann oder wen man wann wohin weiterleiten sollte. Auch Angebote von Schonplätzen oder der Wechsel von Schicht- zu Normalschichtarbeit oder von einer Arbeitsunfähigkeit bzw. einer Erwerbsminderungsrente oder gar Berentung, wenn es sich um schwere effektiv nicht behandelbare Schlafprobleme handelt, sind gelegentlich vonnöten.

Ich stelle in der Praxis übrigens eine Zunahme derartiger Begehren fest. Das hat aber aus meiner Sicht nichts damit zu tun, dass die Betroffenen endlich einen Grund sehen, kürzertreten zu können, die meisten wollen das ja gar nicht! Es hat wohl eher damit zu tun, dass sie nicht effektiv behandelt oder (selten) nicht behandelt werden können und sich heute auch trauen, mit Schlafstörungen eine Arbeits- oder Berufsunfähigkeit zu beantragen.

Die andere Seite der Medaille ist, dass dies Gutachter meist noch mit Skepsis sehen, wohl nicht, weil es nicht gerechtfertigt ist, sondern eher, weil eine Unsicherheit bei Schlafstörungen und deren Folgen und Risiken besteht. Seit zirka 10 Jahren schule ich auch einmal im Jahr Gutachter, da diese Ärzte, wie so viele andere auch, im Studium nichts über Schlafstörungen gelernt haben und es auch keine Angebote zur Fortbildung gab und kaum gibt.

Letztendlich hoffe ich, dass in den meisten berechtigten Fällen im Sinne des Versicherten, der Betroffenen, entschieden wird. Mit dauerhaft schlechtem Schlaf und/oder Tagesschläfrigkeit ist man schlichtweg nicht arbeitsfähig. Wem das nicht bewusst ist, der sollte eine Nacht durchmachen und am nächsten Tag versuchen, mit guter Laune seine 100 Prozent Leistung abzurufen. Das ist nicht drin.

Merke

Eine gute behandelte Schlafapnoe inklusive Beseitigung der Tagesschläfrigkeit sollte kein Hindernis im Berufsleben darstellen.

Allen Schlafapnoikern möchte ich daher sagen: Die Schlafapnoe und selbst begleitende andere Schlaferkrankungen kann man gut behandeln. Suchen Sie sich dazu ein spezialisiertes Schlafzentrum. Kommunizieren Sie daher Ihre Probleme dem Hausarzt, dem Betriebsarzt oder dem Facharzt und lassen Sie sich bei Bedarf an ein Schlafzentrum zur Diagnostik und Therapie weiterleiten. Als Leser bzw. Leserin dieses Buches sind Sie jetzt ein aufgeklärter Patient, eine aufgeklärte Patientin und können zusammen mit den Spezialisten entscheiden, welche Bedeutung die Diagnose »Schlafapnoe« für Sie hat und welche Therapie für Sie in Frage kommt.

Wenn eine Therapie jedoch nicht gelingen sollte, was so oft nicht vorkommt, dann haben Sie das Recht auf Erwerbsminderungs- oder gar Vollrente, so wie alle anderen Menschen mit chronischen nicht optimal behandelbaren oder die Lebensqualität und Leistungsfähigkeit deutlich beeinträchtigenden Erkrankungen.

Schlafapnoe und ihre Therapie international

Wenn die Menschheit schnarcht, weil sie sprechen kann, dann dürfte dies überall auf der Welt der Fall sein.

Ich bin mir sicher, dass dieses Phänomen tatsächlich überall bekannt ist. Es gibt keine eindeutigen Belege für eine Häufung der Schlafapnoe in Asien oder Amerika oder Europa. Es gibt aber eine Tendenz der Zunahme Richtung Asien. Mir hat einmal ein vietnamesischer Kardiologe gesagt: »Bei uns schnarchen alle Männer.« Das ist schon eine extreme Aussage, die aber zum Teil auch von der Wissenschaft gestützt wird: Asiaten haben in der Regel einen im Vergleich zum Oberkiefer kleineren Unterkiefer, Retrognathie genannt. Diese Verlagerung des Unterkiefers nach hinten, der ja im Schlaf zusätzlich nach hinten fällt bzw. nach unten klappt, hat einen nicht unwesentlichen Einfluss auf die Anatomie des oberen Atemweges. In der Tat ist die Schlafmedizin und auch die Schlafforschung daher in den hochentwickelten asiatischen Ländern wie Japan und China ebenso gut aufgestellt wie bei uns.

Es gibt einen weiteren Unterschied: die Therapieakzeptanz und -treue. In Europa wird eher als in den südlichen Ländern die CPAP-Therapie gut toleriert. Zwar gibt es hierzu wenig Daten, aber auch die eigene Erfahrung lehrt dies. Eine Maske auf der Nase wird im Mittleren Osten weniger akzeptiert als eine Operation oder zur Not die Protrusionsschiene. Hier spielen familiäre und standespolitische Erwägungen sicher eine Rolle und die

Merke

Im Ausland erfolgen die Diagnostik und Therapie einer Schlafapnoe ähnlich wie in Deutschland.

fehlende Aufklärung über Notwendigkeit und Effektivität und den Nutzen einer Schlafapnoe-Therapie.

In Europa haben wir ein weitgehend vergleichbares Management betreffs der Diagnostik und Therapie einer Schlafapnoe.[29] Nuancen gibt es international vor allem in Abhängigkeit vom Vergütungssystem für Diagnostik und Therapie und von der Verfügbarkeit schlafmedizinscher Services. Hier sind insbesondere Afrika und zum Teil Südamerika eher schlecht aufgestellt.

Fazit für Betroffene

- Die Schlafbezogenen Atmungsstörungen sind eine der sechs Formen von Schlafstörungen.
- Die obstruktive Schlafapnoe ist die häufigste Schlafbezogene Atmungsstörung.
- Fast jeder zweite Erwachsene hat eine obstruktive Schlafapnoe und bei jedem siebten Erwachsenen ist sie behandlungsbedürftig.
- Die Schlafapnoe ist mit vielen Erkrankungen assoziiert, am häufigsten mit Herz-Kreislauf-Erkrankungen.
- Hauptsymptome sind das Schnarchen, die Tagesschläfrigkeit und fremdanamnestisch festgestellte Atmungsstillstände.
- Zur Diagnostik gehört ein häusliches Schlafapnoe-Monitoring und meist auch die Untersuchung im Schlaflabor.
- Patienten mit einer mittelgradig oder schwer ausgeprägten Schlafapnoe und Patienten mit einer nur leichten Schlafapnoe, jeweils in Kombination mit ausgeprägter Tagesschläfrigkeit und/oder erhöhtem kardiovaskulären Risiko, sind vorrangig zu behandeln.
- Standardtherapie für Betroffene mit moderater bis ausgeprägter Schlafapnoe und Tagesschläfrigkeit und Herz-Kreislauf-Risiko ist die nächtliche Überdruckatmungstherapie. Für Patienten, die diese nicht tolerieren, und für Patienten mit milder Schlafapnoe und für solche mit geringer Komorbidität und Tagesschläfrigkeit ist die Protrusionsschiene eine alternative Therapiemöglichkeit. Kommen beide Therapien nicht in Betracht bzw. werden nicht toleriert, dann können chirurgische Maßnahmen eingeleitet werden, bis hin zum Zungenschrittmacher.
- Eine Langzeitbetreuung, am besten telemedizinisch unterstützt, ist notwendig und hat einen positiven Einfluss auf die Nutzung der Therapie und damit auch das Herz-Kreislauf-Risiko, die Lebensqualität und letztendlich die Lebenserwartung.
- Neue Therapieverfahren bis hin zu einer medikamentösen Therapie sind in Aussicht.

Quellen

1 Kryger MH, Roth T, Goldstein CA. Principles and Practice of Sleep Medicine – 2 Volume Set, 7th Edition. Elsevier 2022

2 International Classification of Sleep Disorders – Third Edition (ICSD-3), AASM Rochester 2014

3 The AASM Manual for the Scoring of Sleep and Associated Events Summary of Updates in Version 3 | February 2023 (oder: Deliberations of the Sleep Apnea Definitions Task Force of the American Academy of Sleep Medicine. Berry RB, Budhiraja R, Gottlieb DJ, Gozal D, Iber C, Kapur VK, Marcus CL, Mehra R, Parthasarathy S, Quan SF, Redline S, Strohl KP, Ward SLD, Tangredi MM. Rules for Scoring Respiratory Events in Sleep: Update of the 2007 AASM Manual for the Scoring of Sleep and Associated Events. JCSM 2012; October 15, https://doi.org/10.5664/jcsm.2172)

4 Benjafield AV, Ayas NT, Eastwood PR, Heinzer R, Ip MSM, Morrell MJ, Nunez CM, Patel SR, Penzel T, Pépin JL, Peppard PE, Sinha S, Tufik S, Valentine K, Malhotra A. Estimation of the global prevalence and burden of obstructive sleep apnoea: a literature-based analysis. Lancet Respir Med. 2019 Aug;7(8):687–698. doi: 10.1016/S2213-2600(19)30198-5. Epub 2019 Jul

5 Fietze I, Laharnar N, Obst A, Ewert R, Felix SB, Garcia C, Gläser S, Glos M, Schmidt CO, Stubbe B, Völzke H, Zimmermann S, Penzel T. Prevalence and association analysis of obstructive sleep apnea with gender and age differences – Results of SHIP-Trend. J Sleep Res. 2019 Oct;28(5):e12770. doi: 10.1111/jsr.12770. Epub 2018 Oct 1.

6 Mayer G, Arzt M, Braumann B, Ficker JH, Fietze I, Frohnhofen H, Galetke W, Maurer JT, Orth M, Penzel T, Randerath W, Rösslein M, Sitter H, Stuck BA. S3-Leitlinie: Nicht erholsamer Schlaf/Schlafstörungen – Kapitel »Schlafbezogene Atmungsstörungen« Deutsche Gesellschaft für Schlafforschung und Schlafmedizin (DGSM). Somnologie 2017 · 20 (Suppl s2):S97–S180

7 S3-Leilinie Müdigkeit. DEGAM 2022. AWMF online. https://register.awmf.org/de/leitlinien/detail/053-002 (letzter Zugriff: 22.01.2024)

8 Zhang Y, Ren R, Lei F, Zhou J, Zhang J, Wing YK, Sanford LD, Tang X. Worldwide and regional prevalence rates of co-occurrence of insomnia and insomnia symptoms with obstructive sleep apnea: A systematic review and meta-analysis. Sleep Med Rev. 2019 Jun;45:1–17.

9 Javaheri S, Barbe F, Campos-Rodriguez F, Dempsey JA, Khayat R, Javaheri S, Malhotra A, Martinez-Garcia MA, Mehra R, Pack AI, Polotsky VY, Redline S, Somers VK. Sleep Apnea: Types, Mechanisms, and Clinical Cardiovascular Consequences. J Am Coll Cardiol. 2017 Feb 21;69(7):841–858

10 Reutrakul S, Van Cauter E. Interactions between sleep, circadian function, and glucose metabolism: implications for risk and severity of diabetes. Ann N Y Acad Sci. 2014 Apr;1311:151–73.

11 Li L, Zhao K, Hua J, Li S. Association between Sleep-Disordered Breathing during Pregnancy and Maternal and Fetal Outcomes: An Updated Systematic Review and Meta-Analysis. Front Neurol. 2018 May 28;9:91

12 Miller, MA, Cappuccio, FP. A systematic review of COVID-19 and obstructive sleep apnoea. Sleep Med Rev. 2021 Feb;55:101382. doi: 10.1016/j.smrv.2020.101382. Epub 2020 Sep 8.

13 Fidan V; Koyuncu H; Akin O. Alteration of Auto-CPAP requirements in obstructive sleep apnea patients with COVID-19 history. Am J Otolaryngol; 42(3): 102919, 2021.

14 Bonsignore MR, Randerath W, Riha R, Smyth D, Gratziou C, Goncalves M, McNicholas WT. New rules on driver licensing for patients with obstructive sleep apnoea: EU Directive 2014/85/EU European Respiratory Journal 2016 47: 39–41; DOI: 10.1183/13993003.01894-2015

15 Verordnung über die Zulassung von Personen zum Straßenverkehr (Fahrerlaubnis-Verordnung – FeV), Anlage 4 (zu den §§ 11, 13 und 14). Eignung und be-

dingte Eignung zum Führen von Kraftfahrzeugen. BGBl. I 2010, 2023–2029

16 Uehli K, Miedinger D, Bingisser R, Dürr S, Holsboer-Trachsler E, Maier S et al. Sleep problems and work injury types: a study of 180 patients in a Swiss emergency department. Swiss medical weekly. 2013;143:w13902

17 Economics DA. Re-awakening Australia: the economic cost of sleep disorders in Australia, 2010. North Strathfield, NSW, Australia: Sleep Health Foundation; 2011

18 US Preventive Services Task Force Screening for Obstructive Sleep Apnea in Adults. Recommendation Statement. JAMA. 2017;317(4):407–414. doi:10.1001/jama.2016.20325

19 BUB-Richtlinie Deutsches Ärzteblatt, Jg. 101, Heft 49, 3. Dezember 2004

20 Fietze I, Laharnar N, Bargiotas P, Basoglu OK, Dogas Z, Drummond M, Fanfulla F, Gislason T, Gouveris H, Grote L, Hein H, Jennum P, Joppa P, van Kralingen K, Kvamme JA, Lombardi C, Ludka O, Mallin W, Marrone O, McNicholas WT, Mihaicuta S, Montserrat J, Pillar G, Pataka A, Randerath W, Riha RL, Roisman G, Saaresranta T, Schiza SE, Sliwinski P, Svaza J, Steiropoulos P, Tamisier R, Testelmans D, Trakada G, Verbraecken J, Zablockis R, Penzel T. Management of obstructive sleep apnea in Europe – A 10-year follow-up. Sleep Med. 2022 Sep;97:64–72

21 Fietze I, Ficker JH, Heiser C, Hofauer B, Schädlich S, Warmuth R, Stuck BA Wenn CPAP nicht genutzt oder nicht vertragen wird – Vorschlag für eine standardisierte Terminologie. When CPAP is not used or tolerated – proposal for a standardized terminology. Somnologie 2020; 24: 102–105

22 Gemeinsamer Bundesausschuss. Behandlungsrichtlinie: Unterkieferpotrusionsschiene bei obstruktiver Schlafapnoe. https://www.g-ba.de/beschluesse/4813; 2021 (letzter Zugriff: 22.01.2024)

23 Robin IA. Snoring. Proc Royal Soc Med 1947; vol. XLI:151–153

24 Stuck BA, Hofauer B. Diagnostik und Therapie des Schnarchens des Erwachsenen. Clinical practice guideline: The diagnosis and treatment of snoring in adults. Dtsch Arztebl Int 2019; 116: 817–24

25 Fietze I, Blum H-C, Grüger H, Käßner F, Maurer JT, Nilius G, Penzel T, Triché D, Arzt M. Diagnostik und Therapie der residualen Tagesschläfrigkeit bei Patienten mit therapierter obstruktiver Schlafapnoe. Diagnosis and treatment of residual sleepiness in patients with treated obstructive sleep apnea. Somnologie 2021; Apr. 21, 25: 99–109

26 Labarca G, Schmidt A, Dreyse J, Jorquera J, Barbe F. Telemedicine interventions for CPAP adherence in obstructive sleep apnea patients: Systematic review and meta-analysis. Sleep Med Rev. 2021 Dec;60:101543. doi: 10.1016/j.smrv.2021.101543. Epub 2021 Aug 31

27 Fietze I, Herberger S, Wewer G, Woehrle H, Lederer K, Lips A, Willes L, Penzel T. Initiation of therapy for obstructive sleep apnea syndrome: a randomized comparison of outcomes of telemetry-supported home-based vs. sleep lab-based therapy initiation. Sleep Breath. 2022 Mar;26(1):269–277

28 Wagner R. Schlafapnoepatient im Krankenhaus. Wie sollte ich mich auf einen Krankenhausaufenthalt bzw. eine OP vorbereiten. https://www.schlafapnoe-selbsthilfegruppe.de/app/download/11413062993/Krankenhausflyer++April+2019.pdf?t=1694765180 (letzter Zugriff: 22.01.2024)

29 Fietze I, Laharnar N, Bargiotas P, Basoglu OK, Dogas Z, Drummond M, Fanfulla F, Gislason T, Gouveris H, Grote L, Hein H, Jennum P, Joppa P, van Kralingen K, Kvamme JA, Lombardi C, Ludka O, Mallin W, Marrone O, McNicholas WT, Mihaicuta S, Montserrat J, Pillar G, Pataka A, Randerath W, Riha RL, Roisman G, Saaresranta T, Schiza SE, Sliwinski P, Svaza J, Steiropoulos P, Tamisier R, Testelmans D, Trakada G, Verbraecken J, Zablockis R, Penzel T. Management of obstructive sleep apnea in Europe – A 10-year follow-up. Sleep Med. 2022 Sep;97:64–72

Register

Empfehlungen von Ingo Fietze

Ingo Fietze (2019). *Deutschland schläft schlecht. Wie Schlafmangel uns alle krank macht und was Sie dagegen tun können.* Rowohlt Taschenbuch.

Deutsche Gesellschaft für Schlafforschung und Schlafmedizin e. V.: www.dgsm.de

Deutsche Gesellschaft für Zahnärztliche Schlafmedizin: www.dgzs.de

Informationen zu Selbsthilfegruppen: www.dgsm.de/gesellschaft/fuer-patienten/selbsthilfegruppen (letzter Zugriff: 28.02.2024)

Bibliografische Information der Deutschen Nationalbibliothek
Die Deutsche Nationalbibliothek verzeichnet diese Publikation in der Deutschen Nationalbibliografie; detaillierte bibliografische Daten sind im Internet über http://dnb.d-nb.de abrufbar.

Programmplanung: Celestina Filbrandt
Projektmanagement: Hunfeld, Manuela
Redaktion: Julia Jochim
Bildredaktion: Christoph Frick, Marie Crämer
Covergestaltung: © Thieme
Layout: CYCLUS · Visuelle Kommunikation, Stuttgart

Bildnachweis:
Covermotiv und Bild S. 3: © shlyapanama/stock.adobe.com
Autorenfoto: © Anke Illing
Inhalt: Abbildungen S. 4, 8/9 und 58/59: © shlyapanama/stock.adobe.com – edited and composed by Thieme; S. 71: © ResMed Ltd für Bild von AirFit™ N30i (Maske) (oben links); © Koninklijke Philips N.V., 2004–2024 (oben rechts); © Fisher & Paykel Healthcare Ltd. (unten links); © Löwenstein Medical Technology, Hamburg, FRG (unten rechts); S. 72: © Koninklijke Philips N.V., 2004–2024 (oben links); © Löwenstein Medical Technology, Hamburg, FRG (oben rechts); © ResMed Ltd für Bild von AirSense™ 11 (unten); S. 85: © ResMed Ltd für Bild von Narval™ CC (unten links); © SomnoMed (unten rechts)
Zeichnungen: Christine Lackner, Ittlingen

1. Auflage 2024

TRIAS Verlag in Georg Thieme Verlag KG
Rüdigerstraße 14, 70469 Stuttgart,
www.trias-verlag.de

Satz: Reemers Publishing Services GmbH, Krefeld
Druck: AZ Druck und Datentechnik GmbH, Kempten

Gedruckt auf chlorfrei gebleichtem Papier

Printed in Germany

ISBN 978-3-432-11838-3

Auch erhältlich als E-Book:
eISBN (ePub) 978-3-432-11839-0

1 2 3 4 5 6

MIX
Papier | Fördert gute Waldnutzung
FSC® C008457

Thieme Publikationen streben nach einer fachlich korrekten und unmissverständlichen Sprache. Dabei lehnt Thieme jeden Sprachgebrauch ab, der Menschen beleidigt oder diskriminiert, beispielsweise aufgrund einer Herkunft, Behinderung oder eines Geschlechts. Thieme wendet sich zudem gleichermaßen an Menschen jeder Geschlechtsidentität. Die Thieme Rechtschreibkonvention nennt Autor*innen mittlerweile konkrete Beispiele, wie sie alle Lesenden gleichberechtigt ansprechen können. Die Ansprache aller Menschen ist ausdrücklich auch dort intendiert, wo im Text (etwa aus Gründen der Leseleichtigkeit, des Text-Umfangs oder des situativen Stil-Empfindens) z. B. nur ein generisches Maskulinum verwendet wird.

Datenschutz
Wo datenschutzrechtlich erforderlich, wurden die Namen und weitere Daten von Personen redaktionell verändert (Tarnnamen). Dies ist grundsätzlich der Fall bei Patient*innen, ihren Angehörigen und Freund*innen, z. T. auch bei weiteren Personen, die z. B. in die Behandlung von Patient*innen eingebunden sind.

Unsere Umwelt ist uns wichtig!
Papier aus nachhaltigen und kontrollierten Quellen
Druck in Deutschland mit kurzen Lieferwegen
Druckereien mit hohen Ansprüchen an Ökologie

Rundum
fit & entspannt

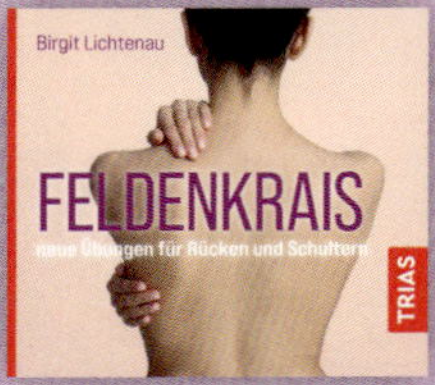

Birgit Lichtenau
Feldenkrais – neue Übungen für Rücken und Schultern

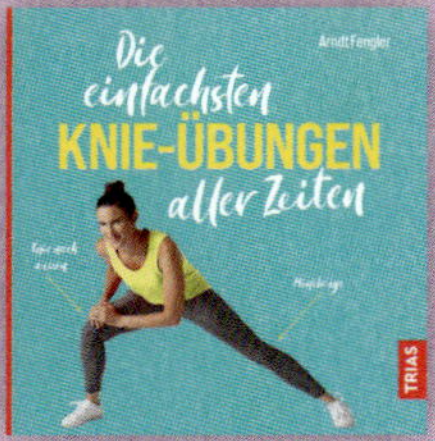

Arndt Fengler
Einfachste Knie-Übungen aller Zeiten

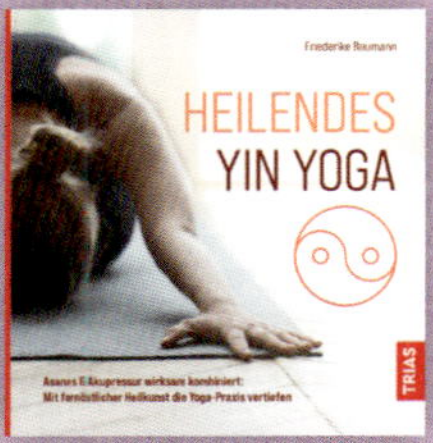

Friederike Reumann
Heilendes Yin Yoga

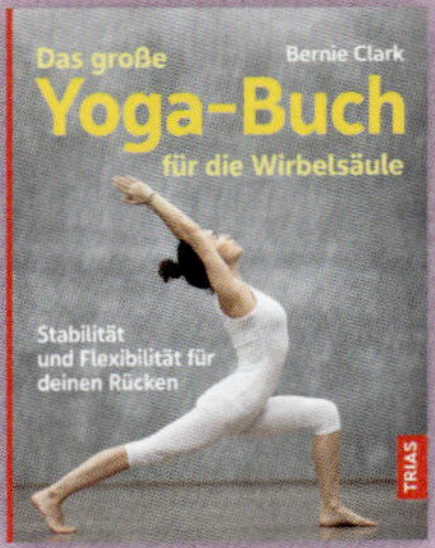

Bernie Clark
Das große Yoga-Buch für die Wirbelsäule

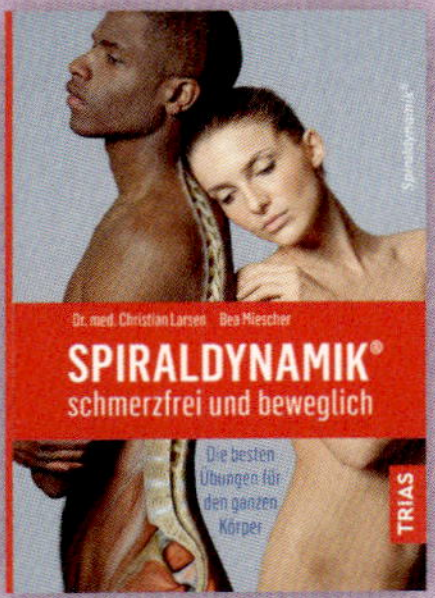

Christian Larsen, Bea Miescher
Spiraldynamik – schmerzfrei und beweglich

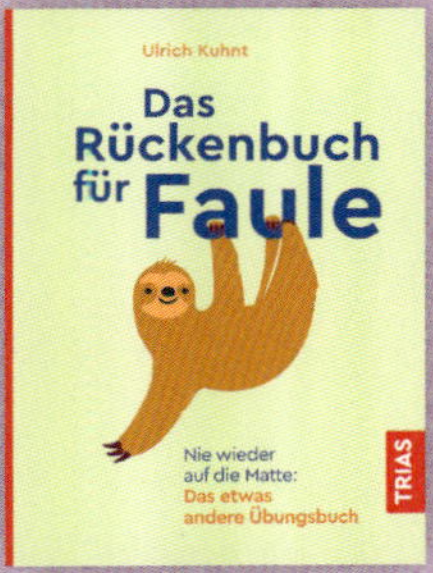

Ulrich Kuhnt
Das Rückenbuch für Faule

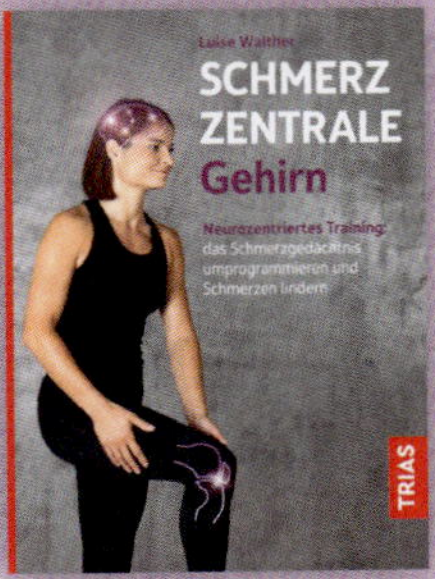

Luise Walther
Schmerzzentrale Gehirn

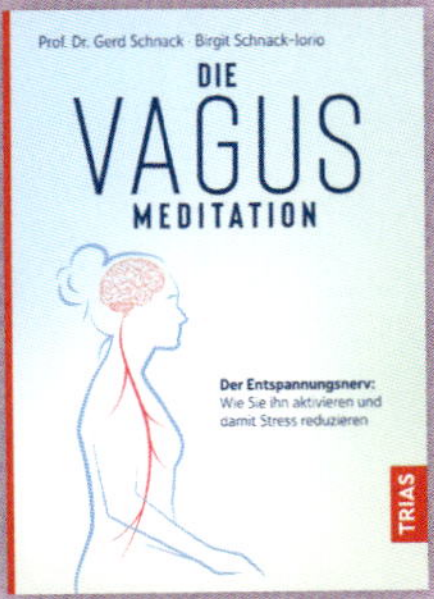

Gerd Schnack, Birgit Schnack-Iorio
Vagus-Meditation

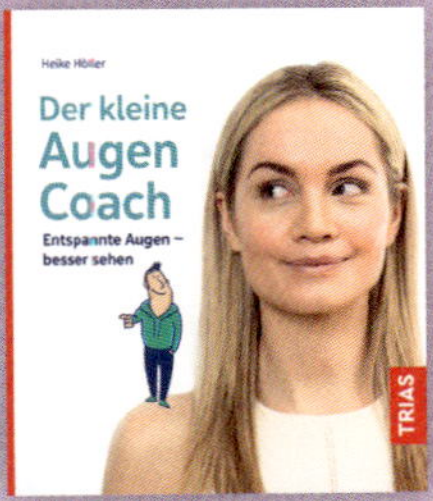

Heike Höfler
Der kleine Augen-Coach

Auch erhältlich als E-Book!

Mehr Bücher finden Sie hier:
www.trias-verlag.de